AF546175

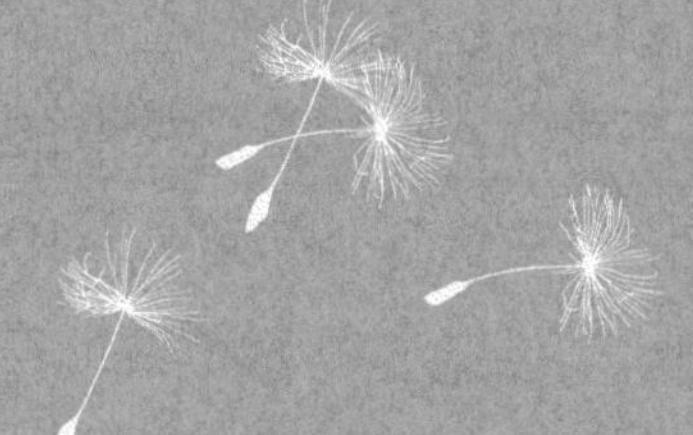

Löwenzahn und Löwenkraft

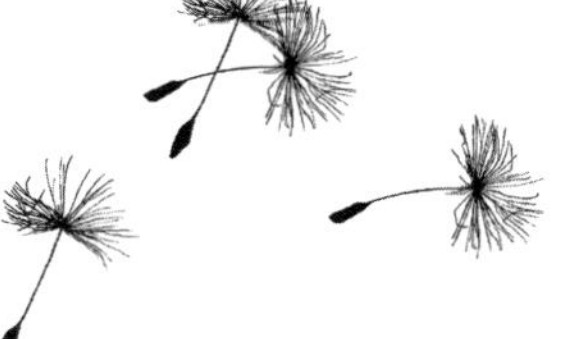

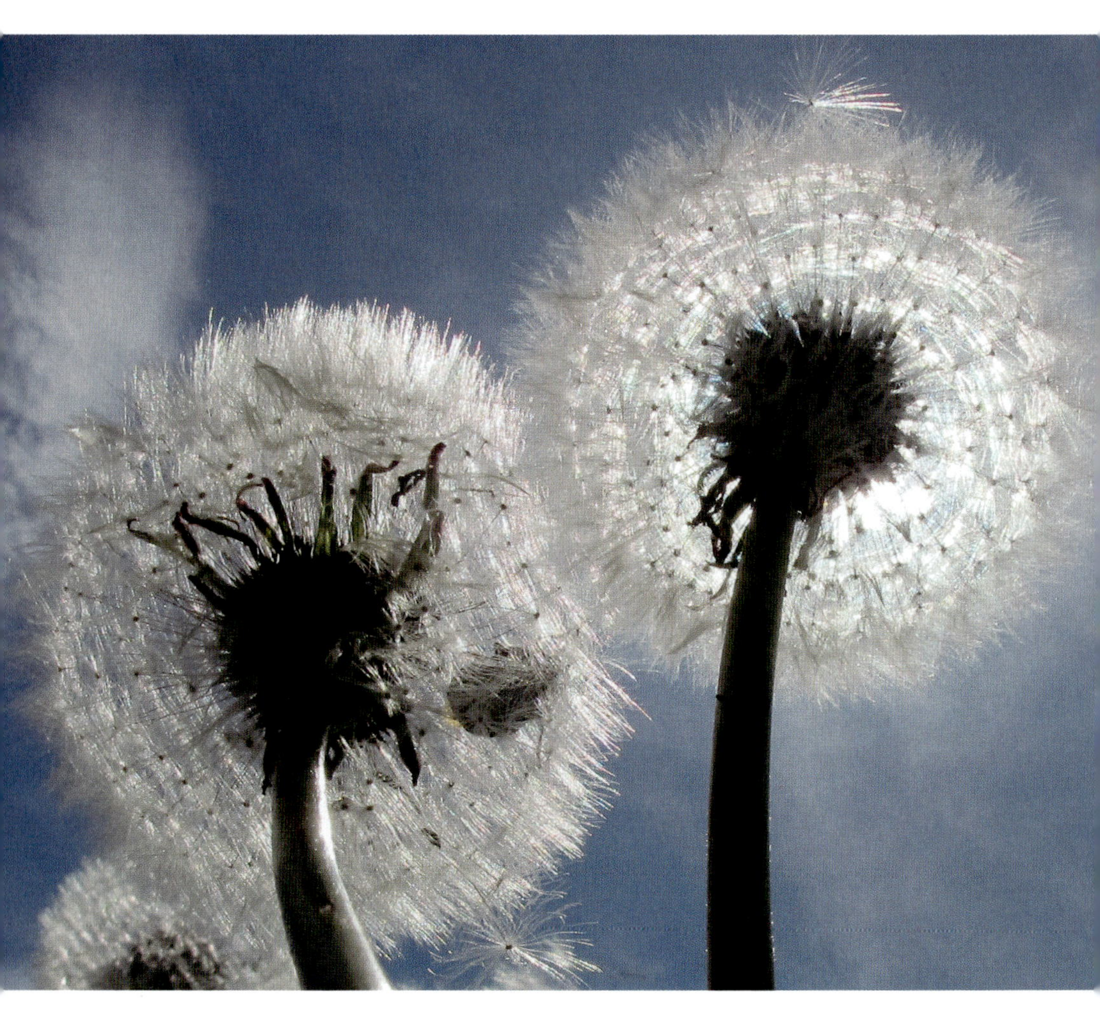

Marianne Ruoff

Löwenzahn und Löwenkraft

Das Porträt einer starken Heilpflanze
Mit vielen Anwendungen und Rezepturen

at VERLAG

Meinen Eltern gewidmet.

Die in diesem Buch beschriebenen Anwendungen und Heilwirkungen sind nach bestem Wissen und mit größtmöglicher Sorgfalt geprüft. Autorin und Verlag übernehmen jedoch keinerlei Haftung für etwaige Nebenwirkungen oder Schäden irgendwelcher Art, die sich direkt oder indirekt aus dem Gebrauch der hier vorgestellten Informationen ergeben. Es ist ratsam, vor jeder Heilanwendung eine Fachperson beizuziehen.

6. Auflage, 2025

Lektorat: Diane Zilliges, Murnau
Umschlagvorderseite: Fotolia, oben: © Alekss, unten © Dusan Kostic
Fotos Inhalt und Umschlagrückseite: Marianne Ruoff,
sofern nicht anders angegeben
Druck und Bindearbeiten: Firmengruppe APPL, aprinta Druck, Wemding
Printed in Germany

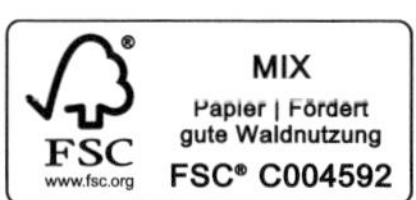

ISBN 978-3-03800-960-3

Für Herstellung und Einfuhr in die EU:
AT Verlag AG, Bahnhofstraße 41, 5000 Aarau, Schweiz, info@at-verlag.ch;
AT Verlag Deutschland, c/o Atmosphären Verlag GmbH, Fruchthof,
Gotzinger Straße 52b, 81371 München, Deutschland, info@atverlag.de

www.at-verlag.ch

Der AT Verlag wird vom Bundesamt für Kultur
für die Jahre 2021–2025 unterstützt.

INHALT

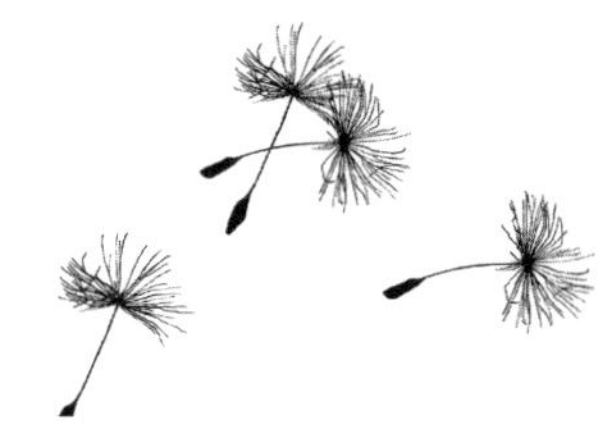

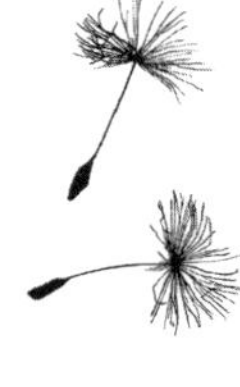
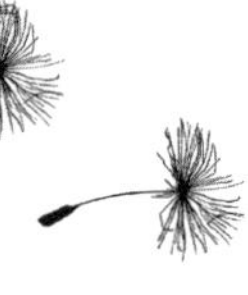

VORWORT

von Wolf-Dieter Storl

Während meiner Zeit an der Ohio State University bekamen wir in einem Wintersemester im Studentenwohnheim einen neuen Zimmergenossen – einen »echten« Afrikaner aus Liberia. Er stellte sich uns als Charlie Clark vor. So hätten ihn die amerikanischen Missionare genannt, nachdem sie ihn getauft hatten, aber sein echter Stammesname sei Jisse-gubli-fane-gong. Er gehöre zu dem Volk der Kru. Seine Heimat seien die Wälder in Ost-Liberia. Er zeigte auf seine westliche Kleidung und lachte: »So etwas habe ich zuvor nie getragen. Zu Hause laufe ich im Lendenschurz umher.« Es kam ihm wie Zauberei vor, dass er sich nun plötzlich in dieser fremden, kalten Welt befand.

Wir wurden gleich Freunde, denn auch ich kam aus einer anderen Kultur. Der Unterschied war für mich zwar nicht so drastisch, wie er ihn erleben musste, aber ich konnte besser als die anderen verstehen, was er gerade durchmachte. Ich nannte ihn auch nicht Charlie, sondern bei seinem wirklichen Namen: Jisse-gubli-fane-gong.

Im Frühling, nachdem der Schnee weggetaut war, das Gras wieder grün wurde und plötzlich hunderttausende Löwenzahnblüten den Rasen des Campus in ein Meer aus lauter kleinen goldenen Sonnen verwandelte, klatschte Jisse-gubli-fane-gong begeistert in die Hände: »Wolf, fantastisch, was eure Gärtner vollbringen! All die wunderbaren gelben Blumen!«

»Nein, die gelten nicht als Blumen. Die werden als Unkraut angesehen«, klärte ich ihn auf. »In den nächsten Tagen werden sie alle mit Rasenmähern abgeschoren.«

Er lächelte sein breites afrikanisches Lächeln. »Wolf, du und deine Geschichten! Du willst mich auf den Arm nehmen. Immer erzählst du so unglaubliche Sachen.«

Tatsächlich fuhren schon am Tag darauf die Rasenmäher über die Grünflächen. Jisse-gubli-fane-gong konnte es kaum glauben.

Ja, Löwenzahn gibt es in Massen. Auch bei uns im Allgäu verwandeln sich die gegüllten, eintönigen Wiesen im Frühling, zur Freude der Bienen und Insekten, in ein goldgelbes Meer. Auch die Kühe, die nun wieder auf die Weide kommen, fressen ihn gern – und ihre Butter wird davon gelber. Deswegen wird der schmucke Korbblütler wohl auch vielerorts »Kuhblume« genannt. Wegränder, Brachland und den sterilen englischen Rasen besiedelt er so oft, dass er für viele als »Unkraut« gilt. Wäre die schöne Blume seltener, dann würde man sie verehren wie etwa die Chrysantheme oder Dahlie, dann wären Züchter fleißig dabei, besondere Sorten zu züchten. Sie wäre Kult. Aber, wie das englische Sprichwort sagt: *Familiarity breeds contempt* (»Allzu große Vertrautheit erzeugt Verachtung«).

Schade eigentlich, denn die Pflanze ist nicht nur eine Augenweide und gutes Viehfutter, sondern sie ist auch ein gesundes, vitaminreiches Wildgemüse, das die Frühjahrsmüdigkeit vertreiben kann. Und was ihre Heilkraft betrifft, ist sie ein Riese. Sie treibt Harn, reinigt, entschlackt und ist ein Elixier für Leber und Verdauung. Die astrologische Kräuterkunde entdeckte sogar kosmische Dimensionen in ihr: In den gelben Blüten und in ihrer Eigenschaft als Lebertonikum wirkt Jupiter; sie ist wegen der »Milch« verbunden mit dem Mond; und in der bei Kindern so beliebten Pusteblume, die plötzlich nach dem Abblühen erscheint, sind offensichtlich die kristallinen Kräfte des Saturn wirksam.

Mit Sorgfalt und viel Begeisterung ist die Autorin dieses Buches, Marianne Ruoff, der Heilkraft und dem Wesen des milchigen Korbblütlers nachgegangen. Als praktizierende Ärztin, die sich in chinesischer Medizin ebenso gut auskennt wie in der Phytotherapie, ist sie dem Deva-Wesen, der Persönlichkeit dieser Pflanze gefolgt und lädt uns in diesem Buch ein, sie auf dieser Entdeckungsreise zu begleiten. Auch optisch lässt sie uns mit den vielen einmalig schönen Fotografien an dem Mysterium dieser Pflanze teilhaben.

In den vielen Jahren meiner ethnobotanischen Tätigkeit habe ich erkannt, dass die Pflanzen uns brauchen. Das dumme ideologische Mantra, das wir in den Medien ständig serviert bekommen: »Wir brauchen die Natur; die Natur braucht uns nicht«, ist falsch. Nicht nur sind auch wir ein Teil der Natur, sondern sie, die Pflanzen und Tiere, brauchen uns, brauchen unsere Zuneigung, unsere Bewunderung, unsere Liebe. Sie sind unsere Mitgeschöpfe oder, wie die Indianer sagen, »unsere Verwandten«. Unser liebevolles Interesse ist Lebenselixier für sie und lässt sie gedeihen. Das gilt auch für die bescheidenen Kräuter am Wegrand, auch für den Löwenzahn. Wir sind die Natur selbst, in der sich die Natur bewusst wahrnimmt.

George Washington Carver, der 1864 als afroamerikanischer Sklave in den Südstaaten geboren wurde, liebte Pflanzen seit früher Kindheit. Schon als er ein kleiner Junge war, galt er als »Pflanzendoktor«, und man brachte ihm kranke Zimmerpflanzen zur Pflege. Später, als Botaniker und Wissenschaftler, rettete er die von der Baumwoll-Monokultur ausgelaugten Böden des Südens, indem er Erdnuss-, Augenbohnen-, Soja- und Süßkartoffelanbau propagierte. Er erfand hunderte Pflanzenprodukte, darunter die Erdnussbutter. Was für andere Unkräuter waren, waren für ihn unerkannte Nahrungs- und Heilmittel, Geschenke Gottes. Er sagte einmal: »Pflanzen werden zu dir sprechen und dir ihre Geheimnisse verraten – vorausgesetzt du liebst sie genug!» Auch Paracelsus schrieb: »Nur was man liebt, versteht man wirklich!«

Ganz in diesem Sinne ist Marianne Ruoff auf den Löwenzahn zugegangen und hat dessen Geheimnisse erlauscht. In diesem Buch lässt sie uns teilhaben an dem Dialog zwischen einer Menschenseele und der Löwenzahnseele.

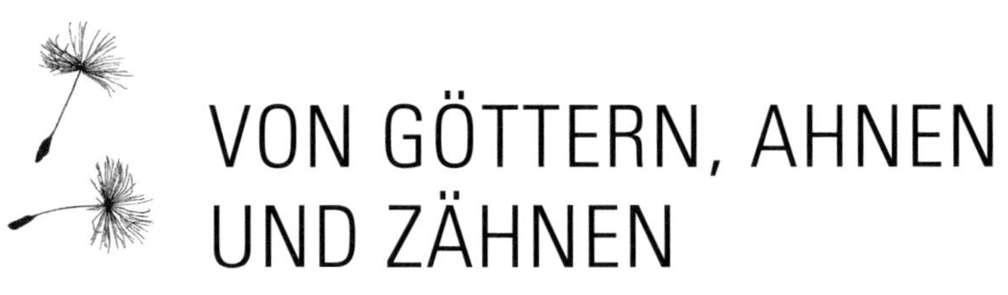

VON GÖTTERN, AHNEN UND ZÄHNEN

Aus dem Himalaja durch die Eiszeit in die ganze Welt

Die Ursprünge des Löwenzahns führen nah zum Himmel, auf das Dach der Welt, in den westlichen Himalaja, wo die Pflanze vor Urzeiten, während der Kreidezeit vor 145 bis 66 Millionen Jahren, entstanden ist. Bis zur darauffolgenden Eiszeit war sie schon weit gewandert und konnte sich in eisfreien hochgebirgigen und mediterranen Gebieten halten und insbesondere zu Beginn des wärmeren Zeitalters noch weiter ausbreiten.[1] Wesentliche Mengen Löwenzahnpollen fand man zum Beispiel in eiszeitlichem Hyänenkot aus der Zeit vor 130 000 bis 80 000 Jahren in England.[2] Vielleicht verfingen sich ein paar geflügelte Samen des Gehörnten Löwenzahns (*Taraxacum ceratophorum* Ledeb. DC) im dichten Pelz der Eiszeittiere und begleiteten deren Wanderungen über die Beringstraße von Eurasien nach Nordamerika. Denn er ist dort bereits seit über 100 000 Jahren nachgewiesen und lässt sich bis heute auch in den Alpen finden.

Eiszeitliche Wurzeln

Man kann davon ausgehen, dass der Löwenzahn den Eiszeitmenschen bekannt war und dass sie ihn für Heil- und Nahrungszwecke verwendeten. Seine Pollen wurden an eiszeitlichen Siedlungsstätten aus der Zeit vor 40 000 bis 10 000 Jahren nachgewiesen.[3] Wie alle Jäger- und Sammlervölker müssen auch die Menschen der Eiszeit ein äußerst präzises Wissen über die Pflanzen- und Tierwelt ihrer Umgebung besessen haben, dessen Genauigkeit und Umfang aus der Sicht eines Menschen der Industrieländer kaum vorstellbar ist. Auf diesem Wissen basierte die Qualität ihres Lebens und Überlebens, es war die Grundlage von allem. Denn wer sich jederzeit aus der Umgebung ernähren, kleiden, warm und gesund halten konnte, und das noch mit Genuss, der hatte ein gutes Leben.

Noch heute besitzen Naturvölker ein solches Wissen um Tiere und Pflanzen, das bei wissenschaftlichen Forschungen immer wieder Erstaunen erzeugt. Man staunt zum Beispiel darüber, wie komplexe chemische Prozesse zur Wirkstoffgewinnung aus Pflanzen mit einfachen Methoden durchgeführt wurden, ohne die Möglichkeiten der chemischen Analytik und Methodik. Ein Beispiel hierzu ist die Gewinnung halluzinogener Substanzen aus der Urwaldschlingpflanze Ayahuasca. Danach gefragt, geben die Inhaber des traditionellen Wissens nicht selten die Antwort, es sei ihnen von den Geistwesen in einer visionären Schau mitgeteilt worden. Eine Erklärung, die rein wissenschaftlichen Denkern nicht weniger erstaunlich klingt.

Bereits die Menschen der letzten Eiszeit, wie die Neandertaler, besaßen ein präzises Pflanzenwissen. Ihnen gelang beispielsweise schon vor 80 000 Jahren die Herstellung von Birkenpech aus Birkenrinde[4], ein Verfahren der Trockendestillation. Forscher wie Dr. Bruno Wolters gehen heute davon aus, dass die Volksheilkunde der nordamerikanischen Indianervölker eine bis in die Neuzeit unbeeinflusste Weiterentwicklung des eiszeitlichen Heilwissens darstellt.[5] Sie verwenden den in Nordamerika seit der Eiszeit wachsenden Gehörnten Löwenzahn als Nahrungs- und Heilpflanze, wie auch andere Löwenzahnarten von Völkern in Europa, Russland, Sibirien und China als Nahrungs- und Heilpflanzen genutzt werden. Es sind erstaunliche Übereinstimmungen innerhalb dieser unterschiedlichen Volkstraditionen zu seinen Heilanwendungen, die auffallen und vermuten lassen, dass sie durch dieselben eiszeitlichen Wurzeln dieser Völker bedingt sind.

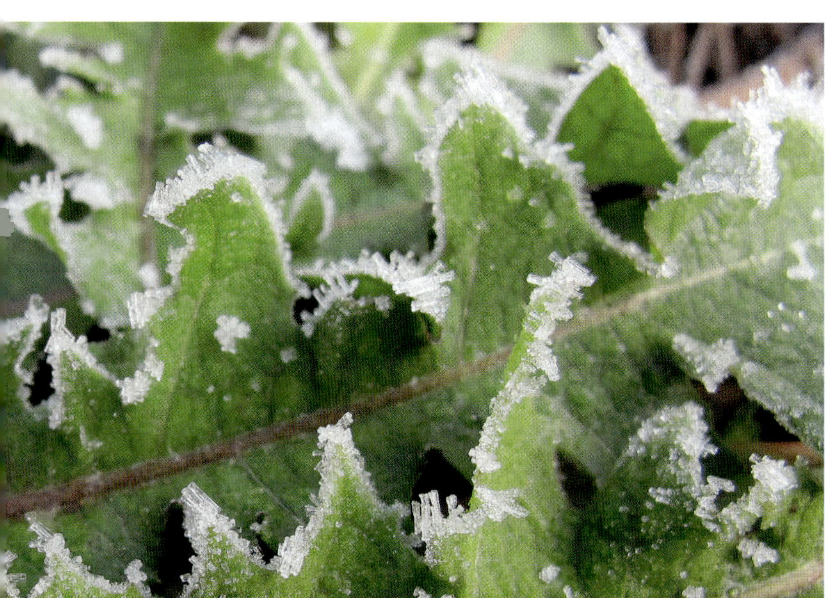

Löwenzahnblätter mit morgendlichem Reif, Ende November.

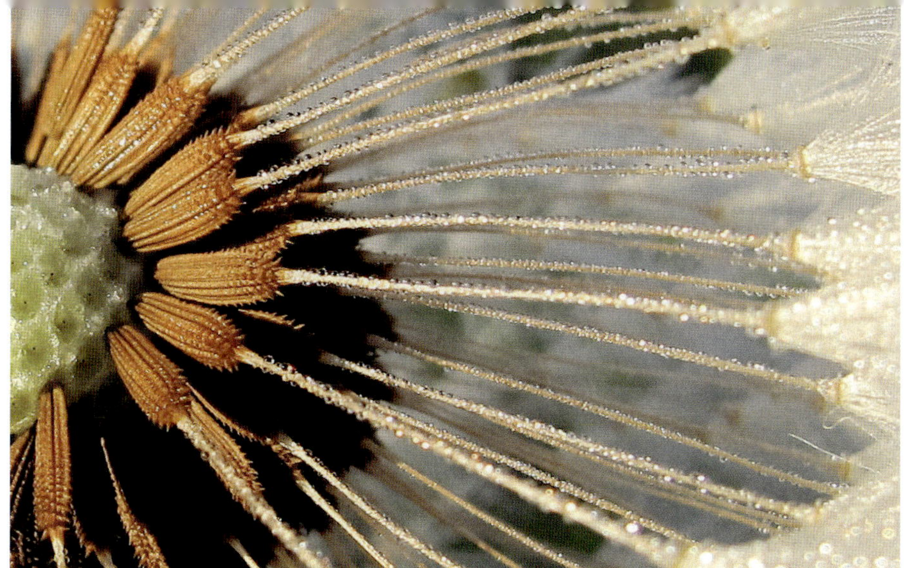

Die häkchenbesetzten Löwenzahnsamen.

Sicherlich haben sich diese Völker auch in ihrem Heilwissen seit der letzten Eiszeit wiederum gegenseitig beeinflusst. Selbst für die durch die Beringstraße schon lange abgetrennten nordamerikanischen Indianervölker trifft dies in Bezug auf den Löwenzahn spätestens ab dem 17. Jahrhundert zu. Seine mit feinen Häkchen besetzten Samen hafteten nicht nur im Fell der Tiere oder in grasgepolsterten Schuhen der damaligen Menschen, die über ihn hinwegstreiften und an deren Lager- und Siedlungsstätten er vielleicht gerade deshalb so häufig vorkam. Auch die Lederschuhe und Felle der Wikinger beherbergten wohl Löwenzahnsamen. So bekamen die ursprünglich in Nordamerika beheimateten Arten wie der Gehörnte Löwenzahn vielleicht schon ab der Wikingerzeit Gesellschaft des in Europa dominanten gewöhnlichen Löwenzahns (*Taraxacum officinale* agg.), spätestens jedoch mit den weißen Siedlern im 17. Jahrhundert.[6] Es vermischten sich nicht nur die verschiedenen Arten wieder miteinander, sondern auch das Heilwissen, dessen Wurzeln schwer zu sortieren sind.

Alte Volksnamen des Löwenzahns lassen vermuten, dass er früher als Pflanze des germanischen Götterboten Heimdall angesehen wurde. Dieser in der altgermanischen Liedersammlung Edda als weißglänzend beschriebene Hüter der Brücke in den Himmel wohnte an deren Ende auf dem Berg Himinbjörg.[7]

Löwenzahn scheint mit dem göttlichen Heimdall nicht nur den himmelnahen Ursprung gemeinsam zu haben, sondern auch die geflügelten Schuhe, mit denen der Götterbote oft dargestellt wurde. Beide, geflügelte Löwenzahnsamen und geflügelte Götterschuhe, tragen äußerst rasch in die ganze Welt.

Auch Pflanzen profitieren vom sogenannten beschleunigten Zeitalter, wie einige die heutige Zeit nennen. Denn jetzt klemmen sich ihre Samen, nicht nur

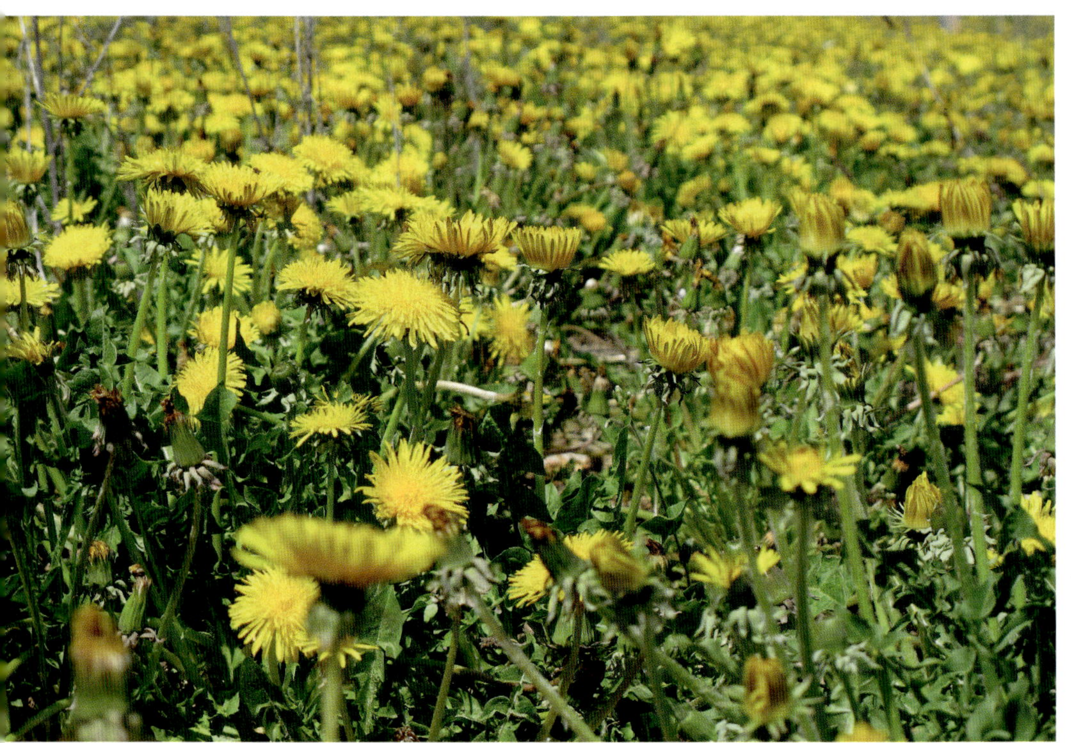

Löwenzahn auf Brachland im April.

die des Löwenzahns, auch ins Profil von Gummisohlen, Flugzeug- und Autoreifen und finden so noch schneller überall Verbreitung. Doch nicht nur die Samen selbst, sondern auch das Wissen über die Pflanzen »fliegt« dank der elektronischen Mittel rasch in die Welt. Dabei stammt wohl so manches Heilwissen über den Löwenzahn von den Jägern und Sammlern der letzten Eiszeit.

Faszinierende Kunstwerke wie in der französischen Höhle von Chauvet gefundene Malereien, in Höhlen meiner schwäbischen Heimat ausgegrabene Tierfiguren und Musikinstrumente sowie archäologische Erkenntnisse aus der letzten Eiszeit haben in vielen Menschen, so auch in mir, eine große Neugier auf die damaligen Lebensumstände und die Fertigkeiten der Jäger und Sammler geweckt. Manches scheint uns bis in Mark und Bein zu berühren. Mir kommt es so vor, als ob beim Betrachten dieser uralten Menschheitszeugnisse Ahnenerinnerungen mitschwingen. Etwas in mir klingt auf eine Weise an, die mich stark in ihren Bann zieht. Ist diese Anziehungskraft vielleicht durch die ein bis zwei Prozent Neandertalerblut bedingt, die nach Erbgutforschungen in den Adern der meisten Europäer fließen sollen?[8] Oder ist es die Sehnsucht nach dem freien Leben in einer harmonischen gesunden ursprünglichen Natur, bei dem auf Wind, Wetter,

Tierstimmen, Pflanzenwelt und das eigene Herz gelauscht wird anstatt auf Uhr, Terminkalender, Straßenverkehr und Arbeitsplan?

Mit dem Wissen der Eiszeitmenschen wäre man wirklich fähig, sich in freier Natur überall und selbst im Winter versorgen zu können und dabei recht gut und kostenlos zu leben. Entgegen mancher Auffassungen kann man annehmen, dass die Eiszeitmenschen nicht etwa ständig gefroren und gehungert haben. Die Eskimovölker, deren traditionelles Wissen und Jagdfertigkeit dem der Eiszeitmenschen am nächsten kommt, zeigen sehr wohl, wie ihnen dieses Wissen ein zumeist freudvolles, wohlgenährtes und gesundes Leben ermöglichte, bei dem Spiel, Spaß und Geschichtenerzählen nicht zu kurz kamen. Dazu gehörten ausgeprägte Kenntnisse der sie umgebenden Tier- und Pflanzenwelt. Heute wird das von indigenen Völkern bewahrte Urwissen in Wildnisschulen gelehrt.[9]

Dichte Löwenzahnwiesen für eine dichte Zeit

Natur- und Pflanzenwelt besitzen die Fähigkeit, vieles auszugleichen. Nicht nur das Gemüt gestresster Menschen und die Folgen der von der Industrie geprägten Lebensweise. Generell bewirken sie mit der Zeit immer ein Ausbalancieren von Extremen. Aus diesem Blickwinkel betrachtet muss es eine besondere Bewandtnis haben, dass der Löwenzahn als treuer Begleiter des Menschen heute in Massen auf europäischen Wiesen erscheint und sich in die ganze Welt ausgebreitet hat.

Am Löwenzahn kann gut beobachtet werden, wie er überall dort erscheint, wo die natürliche Balance auf eine Seite hin verschoben wurde: Auf landwirtschaftlichen Flächen, die stark gedüngt sind, tritt er massenhaft auf. Mit seinen nährenden Eigenschaften unterstützt er darauf weidende Tiere, regt den Milchfluss der Kühe an, nährt Pferde, Schweine und andere Haustiere auf gesunde Weise und kann sie vor den in der Massentierhaltung vorkommenden Infektionen schützen. Seine Pfahlwurzeln lockern die durch Maschinenbearbeitung verdichteten Böden auf und verteilen Mineralstoffe aus der Tiefe an die Oberfläche. Dazu ernährt der Löwenzahn noch unzählige Regenwürmer, die das Ihrige für Bodenfruchtbarkeit und die Auflockerung beitragen. Nackte Brachflächen bedeckt er rasch und schützt damit die Erde und ihre Kleinstlebewesen vor Erosion und Abtragung durch Wind und Wetter.

Auch im Menschen scheint sich die Verdichtung und Überdüngung zu spiegeln, die die Böden plagt. Hervorgerufen wird sie durch eine Fülle an Eindrücken und Informationen sowie Substanzen, die auf Verstand und Körper beschleunigt einfluten. Der Zahn der Löwenpflanze vermag sich in diese Dichte ebenfalls hineinzubohren, um allerhand Beschwerden solcher Art aufzulösen.

Stresssymptome vermag er zu lindern, die Leber von Giftstoffen zu reinigen, Verdauung und Harnfluss zu harmonisieren, Blutdruck und Cholesterin zu regulieren, den Schlaf zu erleichtern und für Entspannung zu sorgen. Dazu kann er Entzündungen der Haut und der Sinnesorgane lindern sowie für klare Augen, eine freie Nase, wache Ohren und überhaupt für einen klaren Kopf sorgen. Weit zurück in alte Zeiten reichen die Parallelen dieser Heilwirkungen mit den Mythen alter Löwengottheiten, die mit einem alles durchdringenden Dritten Auge ausgestattet waren und »Krankheitsdämonen« zu besiegen vermochten.

Verwendet man Löwenzahn gemäß der alten Traditionen, wirkt seine Heilkraft erstaunlich tiefgründig, hin bis zu den Zähnen, Knochen und vererbten Ahnenverstrickungen, die er aufzulösen vermag. Seine Wurzel bohrt sich seit der Eiszeit nicht nur tief in den Wiesenboden, sondern auch tief in das menschliche Gemüt, um dort schlummernde uralte Hemmungen aufzuspüren und herauszulösen.

Er kann beides: Brachflächen rasch bewachsen und in goldgelb blühende Wiesen verwandeln sowie sanft die Wunden der menschlichen Psyche bedecken und heilen, sodass sich wieder sonnige Lebensfreude entfalten kann.

Man könnte meinen, seine alten Namen wie »Goldblume« hätten wortwörtliche Bedeutung. Denn diese Heil- und Nährkraft ist unglaublich wertvoll. Er scheint sie uns selbst über Banknoten übermitteln zu wollen, auf denen er abgebildet ist, wie auf den früheren 500-DM-Scheinen und dem neuen 50-Schweizer-Franken-Schein.

Wenn sich eine Pflanze so stark einprägt wie der Löwenzahn an jedem Wegesrand und nun auch wieder im Schweizer Geldbeutel, dann trägt sie eine besondere Botschaft in die Welt. Nach all meiner Beschäftigung mit ihr kann ich nur sagen, dass es unglaublich ist, welch vielfältige Dimensionen sich in den verschiedensten Aspekten dieser Pflanze auftun können. Nicht nur lustige, spannende und kulinarisch äußerst leckere Erlebnisse hat mir der Löwenzahn bisher beschert. Auch seine Schönheit, mit der er mich beim Fotografieren in den Bann zog, ist atemberaubend. Doch die größte und sich immer noch ausweitende

Sich öffnende Löwenzahnblüte, eine wahre »Goldblume«.

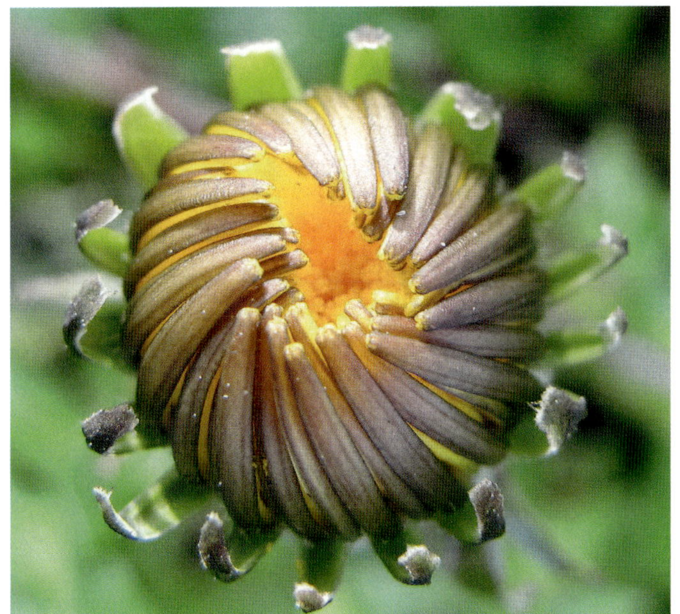

Dimension ist seine tief reichende Heilkraft. Mir kommt es tatsächlich so vor, als erscheine er überall dort, wo er für Tier und Mensch, Leib und Seele, Boden und Umwelt heilsam und segensreich ist. Das macht ihn unbezahlbar.

Doch auch im wörtlichen Sinne ist der Löwenzahn eine Goldblume. Der Wildniskoch Peter Becker hat ausgerechnet, dass pro Quadratmeter mit Löwenzahn bewachsener Wiese im Jahr 158 Euro Ertrag zu erwirtschaften wären, würde man Blütengelee, Blättermarmelade und Wurzelsirup aus dem Löwenzahn herstellen und verkaufen.[10] Womöglich wäre auch schon der Anbau von Löwenzahn als solcher lukrativ, denn wie Experten im Bio-Kräuteranbau berichten, kann der stets wachsende Bedarf an biologisch produziertem Löwenzahn heute kaum oder nicht mehr gedeckt werden. Selbst Autoreifenhersteller versuchen, mit Gummiextrakten aus dem Löwenzahn eine rentable europäische Gummiquelle zu erschließen. Doch meiner Ansicht nach ist es viel zu schade, eine solche »Goldblume« für reine Transportzwecke zu verschwenden, kann sie doch mit ihrer Heil- und Nährkraft dem Menschen viel segensreicher und genussvoller sein. Er lässt sich wirklich das ganze Jahr hindurch und selbst im Winter ernten und jederzeit verspeisen. Er ist so nahrhaft und reich an Vitaminen und Mineralien, dass man in Hungerszeiten mit ihm überleben könnte. Wenn ich diesbezüglich an die Erzählungen meiner Eltern und Großeltern der deutschen Kriegs- und Nachkriegsjahre denke, dann wirkt es äußerst beruhigend, eine solche Pflanze in der Nähe zu wissen.

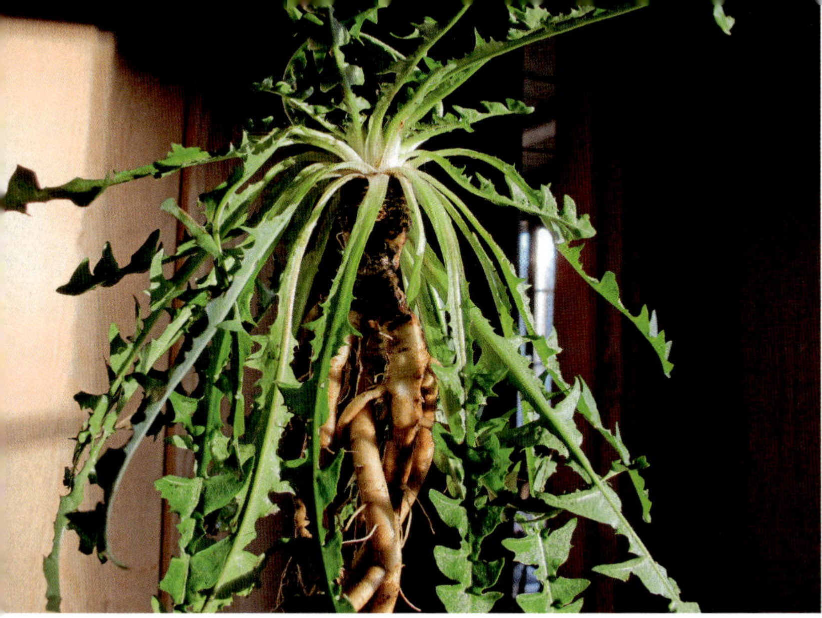

Ganze, frisch ausgegrabene Löwenzahnpflanze.

Wer möchte, kann sich mit diesem Buch also die Nahrungs- und Heilpflanze Löwenzahn zu einem guten Bekannten und Freund werden lassen, der dem Menschen als starker Helfer für alle möglichen und unmöglichen Lebenslagen seit eisigen Zeiten zur Seite steht. Er ist für uns da, nicht nur in guten Zeiten, sondern auch bei Hunger, Infektionskrankheiten, Stress, in einem Umfeld voller Umweltgifte und weiteren lästigen »Dämonen« verschiedenster (Un-)Arten. Und das alles, ohne dass man ihn je angepflanzt hätte.

Zauberwurzel der Heiden und heute ein James Bond

In vorchristlichen Zeiten wurde der Löwenzahn als Zauberkraut verehrt[11], besonders der Wurzel wurden starke Kräfte zugeschrieben. Als sonniger Weggefährte scheint er heute in heroischer Mission zur Rettung von Mensch, Tier und Umwelt unterwegs zu sein und schwebt dabei ständig in Gefahr, um die Ecke gebracht zu werden. Doch er ist ein äußerst widerstandsfähiger und dennoch sehr ansehnlicher und schmackhafter Kerl. Wohl jeder kennt ihn, zumindest jeder Landwirt, Wanderer, Garten- oder Hundefreund, viele Autofahrer und jedes Kind.

Die meisten sind ihm an Viehweiden, Straßen-, Weg- und Ackerrändern begegnet oder sind sogar auf ihn getreten, manche haben ihn gepustet, erforscht, gejätet, überfahren, gemäht, vergiftet oder gedüngt. Einige haben ihn auch gekostet oder gerochen, und besonders gern wird er für Kinderspiele genutzt.

Als ich begann, mich mit dieser gelb blühenden Superpflanze näher zu befassen, kam er mir vor wie ein James Bond. Doch der enorm flexible Löwen-

Löwenzahnsamen mit tausendundeinem Tautropfen.

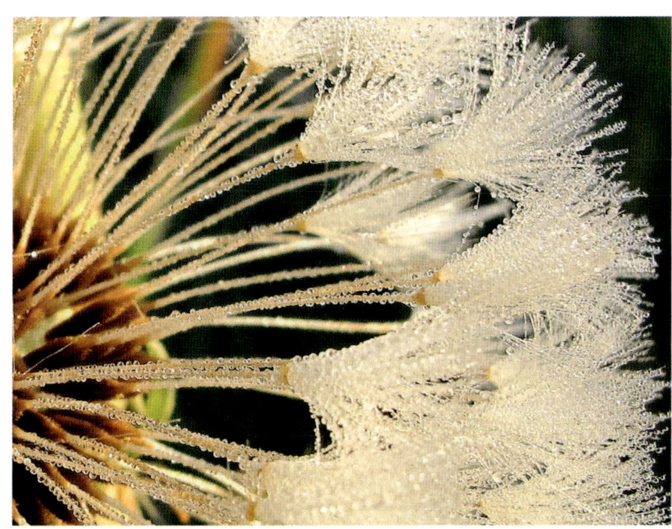

Löwenzahnbekränzte Kinder im sonnigen Mai.

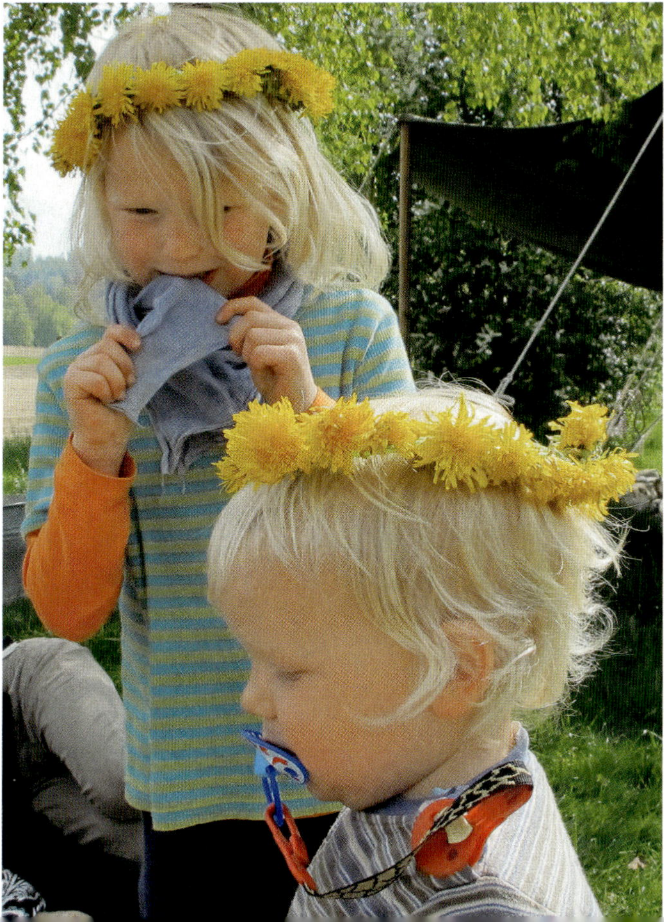

zahn lässt sich in kein Schema pressen, nicht einmal in das dieser omnipotenten Filmfigur. Denn als ich so dachte, das meiste zu ihm erfahren zu haben, erschien er mir im Traum als verschleierte arabische Schönheit. Da wurde mir klar, dass der Löwenzahn noch tausendundeine Geschichten mehr zu erzählen hat. Und dann ging es erst richtig los mit der Entdeckungsreise in die Welt der Löwen, Zähne, der germanischen und ägyptischen Gottheiten.

Tausendundeine Nacht sind seither noch nicht vergangen, weshalb in diesem Büchlein nur ein paar dieser Geschichten erzählt werden können. Es soll ein Beitrag dazu sein, in die Tiefen der alten Heilanwendungen des Löwenzahns zu finden, zu deren eiszeitlichen Wurzeln und zur vergessenen Heilkraft dieser »Zauberwurzel«.

Auf den Z-Ahn gefühlt

Namen können viele Informationen in sich tragen, und so verwundert es nicht, dass der Löwenzahn einen Bezug zum Zahn wie auch zu den Ahnen hat. Man benutzte ihn in alten Kräutertraditionen zur Gesunderhaltung und zur Pflege der Zähne ebenso wie zur Harmonisierung der Ahnenenergien. Letzteres wurde mir deutlich, als ich von der Verwendung der pulverisierten Löwenzahnwurzel im zu Heilzwecken durchgeführten traditionellen Dampfbad in Lettland erfuhr. Der Fall eines Mannes wurde mir geschildert, der vor dem Dampfbad von sich sagte, er sei gesund und habe keine körperlichen oder psychischen Probleme. Doch nach dem Einreiben mit einer Kräutermischung, die pulverisierte Löwenzahnwurzel enthielt, wurden ihm belastende Ereignisse seiner Kindheit bewusst, über die er nun weinen, reden und sie damit auflösen konnte. Er war selbst darüber erstaunt und fühlte sich anschließend wie befreit. Es war, als habe sich der Löwenzahn mit seiner weißen Wurzel wie ein Zahn in die Tiefen des menschlichen Seins gebohrt, um dort verborgene Themen und ungeweinte Tränen hervorzuholen, sie auf spielerische Art aufzulösen und in Freude zu verwandeln.

Viele körperliche und psychische Themen, die sich seit der Kinderzeit zeigen, sind Familienthemen, mit denen oft schon die Eltern und Großeltern, also die Ahnen, zu tun hatten. Solche Themen können sich manchmal über viele Generationen von den Vorfahren auf die Kinder übertragen. Nach uralter Tradition können derartige Ahnenthemen mithilfe des Löwenzahns in bestimmten

Noch nicht entfaltete Pusteblume im Regen.

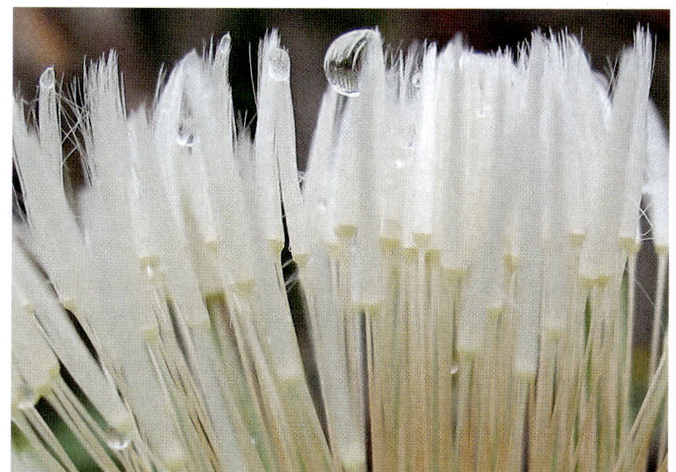

Zeremonien aufgelöst werden (siehe auch Seite 100). Dass er eine beliebte Kinderpflanze ist, mit der wunderbar gespielt werden kann, hat demnach auch eine tiefgründige Bedeutung.

Ahnenthemen und Zahngeschichten

Ahnen und Zähne hängen nach altem Glauben zusammen. So werden in der Traditionellen Chinesischen Medizin (TCM) Zähne und Knochen als Ausdruck und Träger des körperlichen und energetischen Erbguts betrachtet. Diese konzentrierte vererbte Energie, auch »Essenz« genannt, wird dem Nierenfunktionskreis zugeordnet und gilt als Basis für die gesamte Lebenskraft.

In Europa gab es Ahnenbräuche mit Zähnen. Zum Beispiel opferte man einen verlorenen Zahn dem Feuer des Ofens im Haus und rief dabei die Maus oder den Großvater als Symbol für den Ahn der Familie an mit den Worten: »Ich gebe dir und du gibst mir.«

Zähne sind äußerst wichtig, mit ihnen »beißt man sich durchs Leben«. Die Zähne öffnen und zermahlen die Nahrung und erschließen sie für die Aufnahme in den Körper, wo sie weiter in Energie umgewandelt wird. Sie knacken Samen und Nüsse, schneiden Fleisch und zermahlen Getreide. Mit Abstand sind sie die festeste und dauerhafteste organische Substanz der Säugetiere und des menschlichen Körpers. Temperaturen bis 1200 Grad Celcius überstehen sie und können bei günstigen Bedingungen in der Erde Jahrtausende überdauern.

Von allem, was man von den Vorfahren vererbt bekam, sind sie das Härteste. Mit dieser Kraft ist man »bis auf die Zähne bewaffnet«, »kaut Probleme durch«, »zeigt die Zähne«, »hat Biss« oder »beißt auf die Zähne«, »beißt sich gut durchs Leben«, möglichst ohne sich »die Zähne auszubeißen«. Ohne Zähne ist man ein »zahnloser Tiger«, kann sich nicht wehren, ist kraft- und saftlos und kommt »auf dem Zahnfleisch daher«. Wenn man mit den Zähnen klappert, anstatt zu beißen, hat man Angst. All diese Redewendungen drücken eine Kraft aus, die mit Mut, Durchsetzungskraft, Stärke, Durchhaltewillen oder eben dem Fehlen dieser Eigenschaften verknüpft sind. Der Zahn zermalmt oder bohrt ein Loch, er symbolisiert das Durchdringen.

In alten Zeiten war ein weißer spitzer Zahn Symbol für die gewaltig durchdringende Kraft des Blitzes, der ein Feuer entzündet. Alte Wörter für Zahn, im Indischen *daenda, zend*, haben den gleichen Ursprung wie »zünden«, »anzünden«. Der Blitz war die Hieroglyphe für Feuer. Orte, in die der Blitz eingeschlagen hatte, wurden *bidental* genannt, was »Zweizahn«, »vom Blitz angezündet«, »erleuchtet« oder auch »aufgespalten« bedeutete.

Altgermanisch wurde die Blitzkraft mit der Rune des Dornes dargestellt, die unter vielem anderen die Macht des Erwachens symbolisierte. Ebenfalls zum Erwecken eines Feuers wird der Löwenzahn, genauer die Pusteblume, verwendet, wie mir Camille Pablo Russel vom Stamm der Blackfoot-Indianer Kanadas erklärte. Die Haare der Pusteblume entzünden sich so leicht, dass sie eine Stichflamme ergeben und als Feuerstarter dienen, vielleicht schon seit Urzeiten.

Auch »Entzündungen« durch Dornen oder entzündliche Verletzungen durch Zähne wie Bisswunden sind ein Thema für den Löwenzahn. Von der Hei-

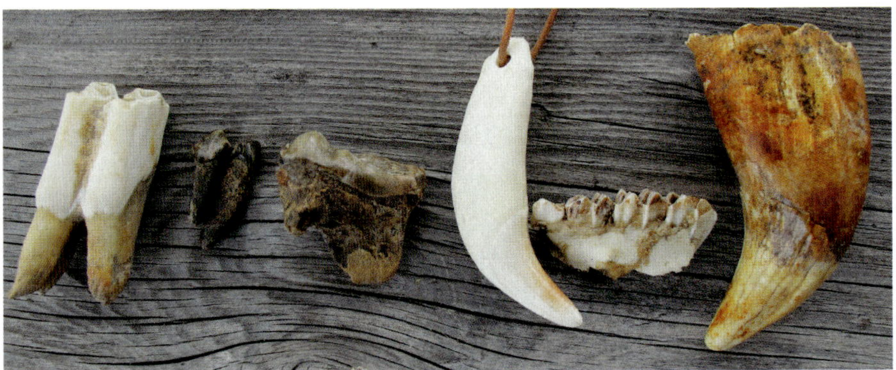

Verschiedene Tierzähne, von links nach rechts: Rind, Eiszeitfuchs, Höhlenbär, Braunbär, wahrscheinlich Fuchs und ganz rechts Bär.

Stichflamme beim Anzünden von Pusteblumen.

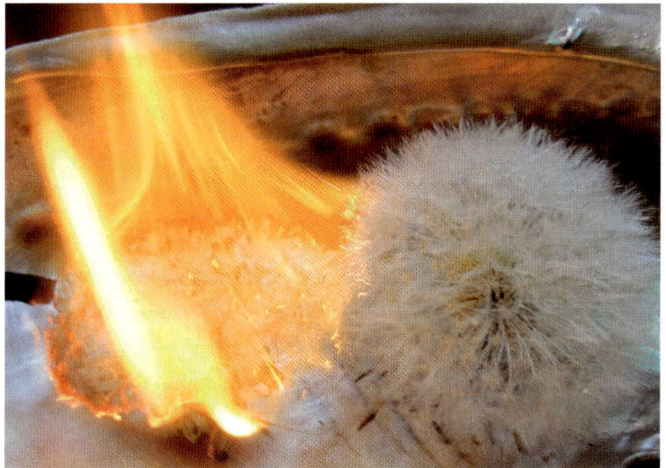

Darstellung von Sun Simiao, dem Meister der Medizin, durch den Künstler Yang Jianpu 2002. (Aus: Pictures of Famous Doctors in Ancient China, Museum of Traditional Culture of TCM, Chengdu University of Traditional Chinese Medicine, Mai 2014)

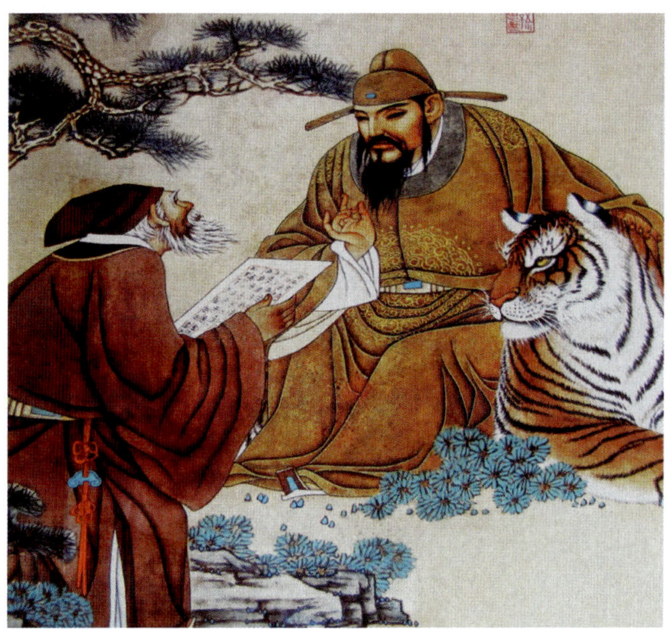

lung eines infizierten Dornenstiches mit Löwenzahnmilch bei sich selbst berichtete der berühmte chinesische Kräuterarzt Sun Simiao (er lebte von 581 bis 682 n. Chr. in der Tang-Dynastie und schrieb die erste medizinische Enzyklopädie Chinas). Löwenzahnmilch mehrmals täglich auf diese entzündete Verletzung aufgetragen, brachte ihm sofortige Linderung und rasche Heilung. Und auch im übertragenen Sinne kann Löwenzahn lange währende, »brennende« emotionale Verletzungen heilen, sodass neue Freude entstehen kann.

Blitz, Zahn und Dorn galten zudem als Phallussymbole, als Initiatoren oder Zünder eines neuen Lebens. Der Volksmund drückt dies mit der Bezeichnung für eine sexuell attraktive Person als »steiler Zahn« aus.

Zähne scheinen weiterhin eine Assoziation zu »durchgekauten« Lebenserfahrungen der Ahnen zu haben. Oft schon konnte ich beobachten, dass sich Zahnschmerzen einstellen, wenn an einem hartnäckigen Lebensthema »herumgekaut« wird, mit dem schon die Vorfahren Mühe hatten. Ein Patient von mir hatte starkes Zahnweh, als seine betagte Mutter verwirrt wurde und damit ihre letzte Unabhängigkeit verlor. Er selbst hatte in dieser Zeit Schwierigkeiten an seinem Arbeitsplatz, den er eigentlich wechseln wollte. Doch er sah keinen Weg, sich aus dieser Abhängigkeit zu befreien. Als er sich schließlich den schmerzenden Zahn ziehen ließ, kamen die Betreuungsfragen der Mutter ins Lot und er wagte es, nach einer neuen Stelle mit besseren Arbeitsbedingungen zu suchen, die er trotz seiner Bedenken auch bald fand. Er hatte mit dem Zahn das alte Denkmuster der Abhängigkeit von den Lebensumständen losgelassen, statt sie weiterhin auf den Arbeitgeber zu projizieren.

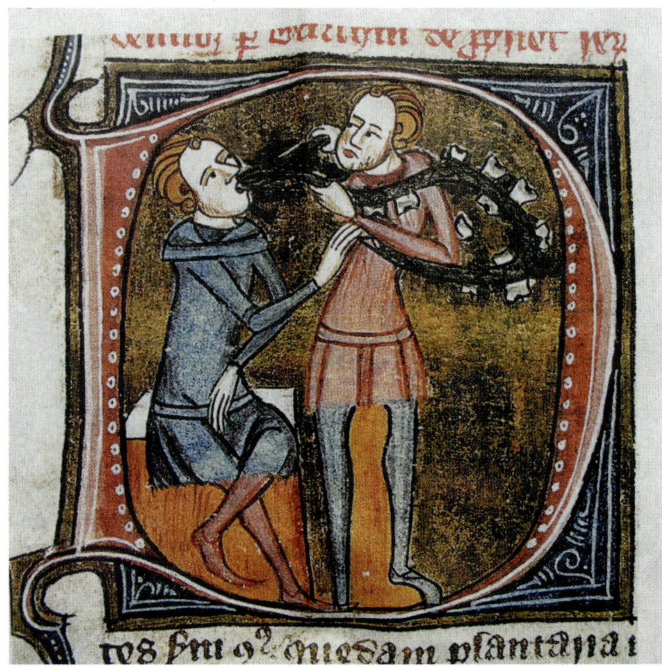

Abbildung aus der Enzyklopädie von Jakobus dem Engländer, British Library, in einem Zeitungsartikel über die Ausstellung »Heilkunst im Mittelalter« des Hofheimer Stadtmuseums (»Frankfurter Allgemeine Zeitung«, 28.03.2013, Seite 55).

Zahnbeschwerden im Zusammenhang mit Ahnenthemen beobachtete ich ebenfalls bei einer Frau, die sich Sorgen um die Familie ihrer Tochter machte, als sie von der selbstverschuldeten Arbeitslosigkeit ihres Ex-Schwiegersohns erfuhr. In dieser Zeit litt sie unter einer entzündeten Zahnwurzel. Als sie begann, die von den Vorfahren übernommene hohe Arbeitsmoral und den darin begründeten Unmut gegenüber dem Ex-Schwiegersohn abzulegen, klangen auch die Zahnschmerzen ab, unter denen sie trotz Wurzelbehandlung noch gelitten hatte. Im Mittelalter hätte man gesagt, dass ihr dieser »Zahnwurm« nun gezogen worden war.

Zähne haben demnach mit Wertvorstellungen und Glaubenshaltungen der Vorfahren zu tun. Manchmal müssen diese übernommenen Einstellungen geändert oder losgelassen werden. Wenn man sich dieser Vorstellungen nicht bewusst wird und vom Schicksal darauf gestoßen werden muss, »ertauscht« man eine neue Erkenntnis oft mit einem Zahn. Wohl daher kommt der Brauch, dem Herdfeuer beziehungsweise den Ahnen einen Zahn zu opfern, damit man von ihnen Unterstützung und womöglich neue Erkenntnisse erhält.

Sich eigener Haltungen bewusst zu werden und sie zu verändern, ist gar nicht so einfach, doch könnte man dies sowie die Pflege der Beziehung zu den Ahnen als »spirituelle Zahnpflege« bezeichnen. In der aktuellen Heilkunde heilt man zwar vorwiegend auf der körperlichen Ebene, putzt die Zähne und geht zum Zahnarzt, wogegen nichts einzuwenden ist. Doch könnte man meiner Ansicht nach diese Pflege genauso gut und womöglich noch effizienter auf der spirituellen Ebene tun und damit gleichzeitig körperliche Beschwerden heilen. In der alten europäischen Tradition, die sich zum Beispiel in Lettland in Form des Heildampfbades bewahrt hat, oder der indianischen Tradition der Schwitzhüttenzeremonie, werden solche spirituellen Formen des Heilens praktiziert.

Auch in Heilpflanzen, wie in allen Wesenheiten, sind die körperlichen und spirituellen Ebenen nicht getrennt, und so kann Löwenzahn einerseits heilsam für die Zähne und zur Zahnpflege genutzt werden, andererseits zur Heilung von Ahnenthemen wie den beschriebenen eingesetzt werden. Voraussetzung hierfür ist das Wissen um den Umgang mit der spirituellen Ebene des Menschen und der Pflanze. Ein Beispiel für die Anwendung der Löwenzahnwurzel zur spirituellen Heilung wird im Kapitel »Bittere Medizin für ungeweinte Tränen« beschrieben.

Zähne und Wächter

Zähne bewachen den Eingang, das Tor zum Inneren des Körpers. Manche betrachteten die Mundhöhle symbolisch als Wohnsitz der Familie. Die beiden Eckzähne bewachten den Eingang, die anderen Zähne bedeuteten die weisen Ahnen, die sich in der warmen Höhle im Kreis versammeln.

Vielleicht geht diese Vorstellung bis auf die Höhlenbewohner der letzten Eiszeit zurück. Sie verwendeten in der baumlosen Tundra bei ihren Wanderungen Mammutstoßzähne als Pfosten ihrer aus Tierhäuten hergestellten Zelte. Durchbohrte Tierzähne dienen von der Eiszeit bis heute als beliebter Schmuck und oft auch als Wach- oder Kraftsymbole. Im mehrheitlich vom Jäger- und Sammlervolk der Eskimo bewohnten waldlosen Grönland findet man bis heute »Walzähne«, die eigentlich Unterkieferknochen sind, als Torpfosten, zum Beispiel auf dem Weg zur Kirche.

Seit alten Zeiten stehen zwei Pfosten, Bäume oder Löwen als Wächter an Toren. Manch berühmte Wächter haben einen oder zwei Zähne, wie der elefantenköpfige indische Gott Ganesha, der auch »Einzahn« genannt wird und einen Hüter der Schwelle repräsentiert. In der germanischen Mythologie war es der hellglänzende Heimdall, der die Himmelspforte zu den Göttern bewachte.

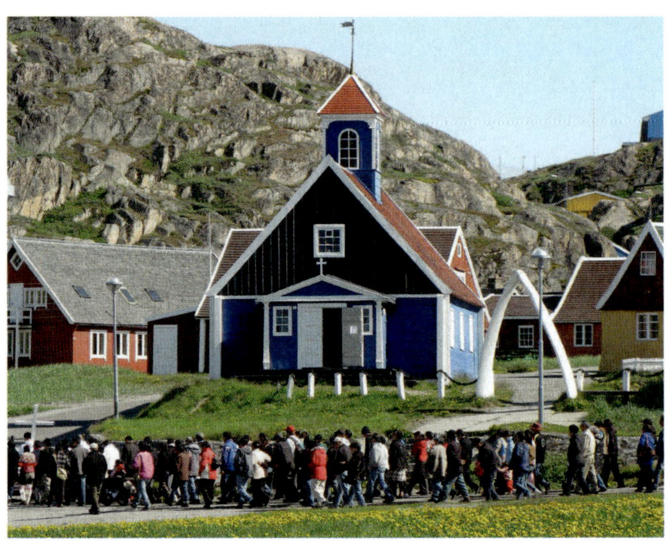

Letztes Geleit des »Mannes, der bei den Hunden starb«, zur Kirche und in die Anderswelt – an einer blühenden Löwenzahnwiese und am Walkiefertor vorbei (der weiße spitze Bogen rechts der Kirche). Sisimiut, Grönland im Juli.

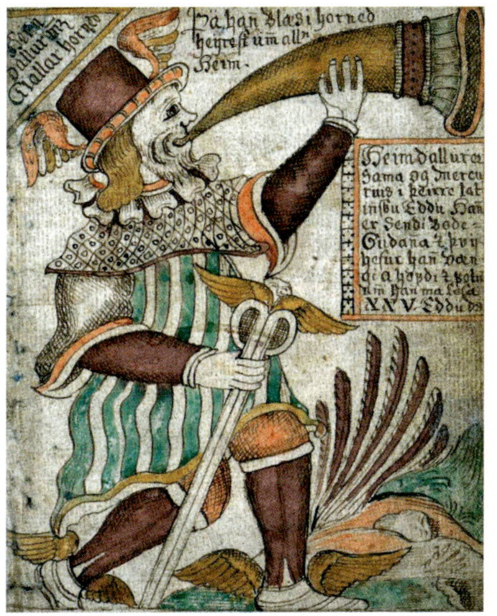

Darstellung von Heimdall im isländischen Manuskript »SAM 66« aus dem 18. Jahrhundert.

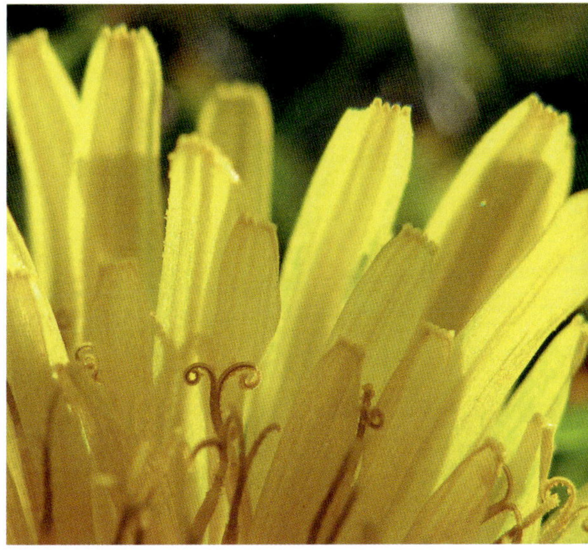

Heimdallstäbe und goldene Zähne einer Löwenzahnblüte in einem erstaunlich warmen November.

Dem Himmelswächter Heimdall geweiht

Der im Frühling und Herbst, den Toren zur Sommer- und zur Winterzeit, goldgelb blühende Löwenzahn kann als Pflanze dieses germanischen Himmelswächters angesehen werden. Alte Volksnamen für Löwenzahn wie »Hällikraut«, das die Federn an einem Kriegerhelm meint, aber auch »Widder« bedeutet, weisen in diese Richtung. Heimdall wurde als Wächter mit einem Helm, an dem sich manchmal Flügel befanden, dargestellt, ihm war der Widder (altnordisch *heimdall* genannt) heilig. Das Symbol des Widders, die zwei nach außen gerollten Spiralen, findet sich sowohl auf Abbildungen am Stab des Heimdall als auch in den Blütenstempeln des Löwenzahns wieder.

»Goldzahn« war einer von Heimdalls Namen. Er hatte zur Aufgabe, die Brücke zwischen Midgard, der hiesigen Welt, in der die Menschen wohnen, und Asgard, der Götterwelt, zu bewachen. Diese sich aus brennendem Sonnenlicht und sprühendem Wasser bildende Regenbogenbrücke wurde in der germanischen Dichtung Edda *bifröst* genannt.

Auf der schillernden *bifröst* schritten Tote in die Anderswelt, und Götter wanderten zwischen Himmel und Erde hin und her. Sie musste sehr gut bewacht werden, damit sich keine Dämonen in den Himmel schleichen konnten. Und

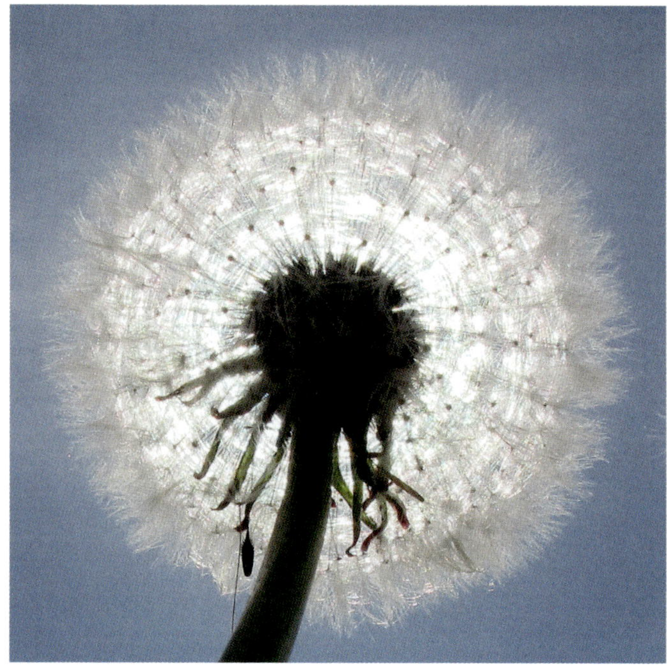

Rechts: Löwenzahnflöten, das Mundstück ist der schmalere Teil.

Ganz rechts: Löwenzahn, *Taraxacum*-Art, am Potalapalast im tibetischen Lhasa im Mai.

Auf dem Weg in den Himmel zeigt sich Heimdalls Regenbogen kurz vor dem Abflug. Samenstand im Mai.

so war Heimdall mit äußerst scharfen Sinnen ausgestattet. Er besaß die besten Augen und Ohren, sah scharf in weiteste Fernen und hörte die Wolle auf dem Rücken der Schafe wachsen. Er war hellwach und benötigte weniger Schlaf als die Vögel.

Nicht nur wegen seiner goldenen Farbe, dem Bezug zu den Zähnen und der Blütezeit an den Toren des Sommers und des Winters, sondern auch aufgrund seiner Heilwirkungen kann der Löwenzahn als Heimdalls Pflanze betrachtet werden. Denn er macht den Kopf klar und wach, heilt und klärt Augen, Ohren und Nase. Er kann zu ausgeglichenen Emotionen verhelfen und bis tief in Kindheitstraumen und Ahnenverstrickungen hinein heilsam sein. Denn nur heitere, lautere Gemüter waren fähig, frei die regenbogenbunte Brücke in den Himmel der kindlichen Glückseligkeit zu beschreiten. Diese Brücke, die den Herzensweg symbolisierte, sollte nicht von Dämonen des Zornes, der Eifersucht, des Egoismus oder anderer dunkler Gestalten besetzt werden.

Um über diese Himmelsbrücke zu gehen, brauchte man sehr wache und scharfe Sinne und die Entschlossenheit eines Kriegers – die Weise, mit der der

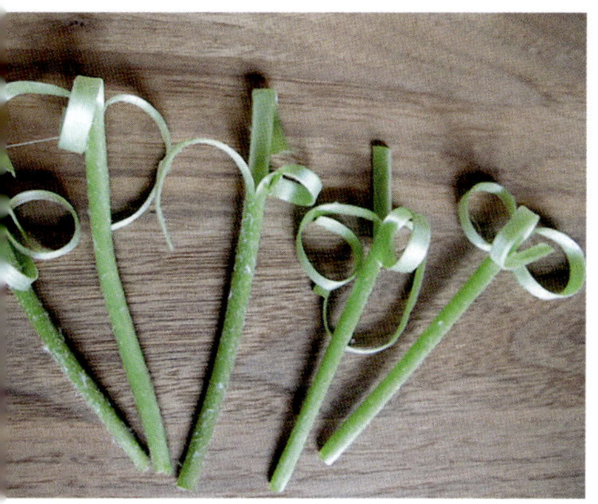 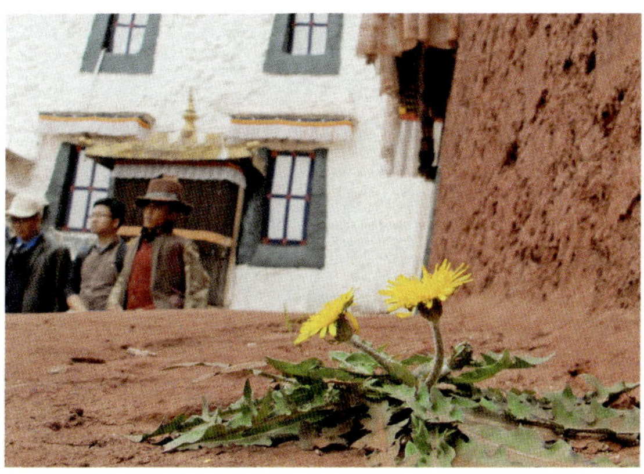

Kriegsgott Mars im Zeichen des Widders herrschte. Denn man musste die eigenen Gedanken, Gefühle, Worte und Taten genau prüfen und mit kriegerischer Entschlossenheit jederzeit gegen die Dämonen der menschlichen Fehlbarkeiten vorgehen können. Nur solche menschlichen Regungen, welche die Lauterkeit von Gold besaßen, führten auf die Regenbogenbrücke und in den göttlichen Himmel.

Wer den Löwenzahn einmal von einem Grundstück vertreiben wollte, hat wohl erfahren, dass diese Pflanze wie ein wahrer Krieger ihren Platz verteidigt und nie aufgibt, ganz so wie Heimdall, der als Krieger mit Speer und Gjallarhorn dargestellt wurde. Es hieß, in dieses Horn blase er zur Zeit der Götterdämmerung, sodass es die ganze Welt zur Warnung hören könne. Viele Kinder wissen bis heute, dass man aus den Blütenstängeln des sich in die ganze Welt ausbreitenden Löwenzahns leicht ein klingendes Blashorn machen kann.

Heimdall bewachte die Regenbogenbrücke vom Berg Jotnar aus, der an ihrem himmlischen Ende in Himinbjörg lag. Heimdalls Pflanze, der Löwenzahn, sitzt immer noch nahe dem Himmel und kommt in vielen Gebirgen vor. Nicht nur in den Alpen, wo man ihn gerne an Aufenthaltsorten von Tier und Mensch findet. Selbst auf dem Dach der Welt, im Himalaja, habe ich ihn am Potalapalast in Lhasa angetroffen.

Der Löwenzahn hat aufgrund seiner Vorliebe für gedüngte Orte oft einen »schmutzigen Rücken«. Auch dies hat er mit Heimdall gemeinsam: In der Dichtung Lokasenna der Edda spottete Loki, der symbolhaft für das logische Denken gesehen werden kann und Streit mit den Göttern suchte, darüber: »Schweig Heimdall! Dir war in Urtagen ein schlimmes Leben gegeben, mit schmutzigem Rücken wirst du stets sein und wachen als Wächter der Götter.«

Ein schmutziger Rücken konnte ebenso bedeuten, dass schlecht über diese Person geredet wurde, was durchaus für den überall als Unkraut verschrienen Löwenzahn zutrifft. Doch könnte man von beiden goldenen Kriegern lernen, dieses schlechte Gerede als »Dünger« für noch stärkere Kraft zu nutzen. Custos ortorum ist ein sehr alter Name für den Löwenzahn, er bedeutet »aufgestiegener Wächter«. Auch »Göckeleskraut«, »Weckkraut« wird er genannt.

Bis heute findet man Wetterhähne mit regenbogenfarbenen Schwanzfedern an der Spitze von Kirchtürmen, die wohl in alten Zeiten den goldenen Himmelswächter Heimdall und für Christen den Himmelspförtner Petrus symbolisierten. Beide sollen für den göttlichen Ruf stehen, der die Menschen bei Anbruch eines neuen Zeitalters wecken soll, und haben den Hahn als Attribut.

Morgenstund hat Gold im Mund

Früher wurde der goldene Strahlenkranz der aufgehenden Sonne als die goldstrahlenden Zähne des lächelnden Heimdall gesehen. Morgenrot kündigte segnenden Regen an. Heimdall war auch ein Wettergott, der die Erde begoss und ihr damit ihren grünen Schmuck, die Pflanzenwelt, erneuerte.

Der Wind war Heimdalls Vater und neun Meerjungfrauen seine Mütter, deren Namen in der Edda als verschiedene Meereswellen aufgezählt werden. Er galt als stark durch die Kraft der Erde, durch die kühle See und durch Schweineblut.

Weil die alte Symbolsprache der germanischen Ahnen zum großen Teil vergessen ging, sind die dort verwendeten Begriffe oft schwer zu verstehen. Ein großer Helfer in diesem Verständnis ist mir der Kulturanthropologe und Ethnobotaniker Dr. Wolf-Dieter Storl, der auf seiner Märchen-CD Aschenputtel[12] und andere Pflanzenmärchen die stechende Brennnessel als weitere Heimdall-Pflanze beschreibt und zu Heimdall erklärt: »Sein Vater, der Wind, bedeutet der Geist, die Begeisterung. Die neun Meerjungfrauen bedeuten die neun Ebenen der Anderswelt, auf denen Heimdall in die hiesige Welt wie eine Robbe surfte.« Nach Storl hielten sich germanische Völker Eber als Wächter in ihren mit Hecken eingefriedeten Hofgütern, die eine äußerst feine Nase besitzen und für ihren Kampfesmut geachtet waren. Möglicherweise beschreibt die Stärke Heimdalls durch Schweineblut diese mutigen Wächtereigenschaften.

Auch Löwenzahn hat einen Bezug zum Schwein und wird »Saublume«, »Schweineschnauze«, »Schweinsauge« genannt. Schweine fressen ihn gern und seine röhrigen Blütenstängel mit weißem Milchsaft ähneln dem Rüssel eines Ebers, wenn er mit seinem weißen Speichel das Revier markiert. Farbe und Leuchtkraft von Schweineaugen sind den goldgelben Löwenzahnblüten ähnlich. Im Christentum gilt Petrus als Wächter und Türhüter des Himmels. Auch er wird mit einem Stab und dem goldenen Himmelsschlüssel dargestellt, ist für das Wetter zuständig und hat wie bereits beschrieben den Hahn als Attribut. Dass der Löwenzahn mit Petrus in Verbindung gebracht wurde, drückt sich wiederum in Pflanzennamen wie »Petruslampe«, »Himmelslampe« oder »Totenlichtlein« aus.

Löwenzahn und Löwengottheiten

Durch Bücher und Seminare von Wolf-Dieter Storl habe ich immer wieder sehr Spannendes über Mythologie und Volkstraditionen zu Pflanzen gelernt. So auch zu deren Namensbezeichnungen, die in Europa über die Jahrhunderte gewechselt haben. Wurden sie früher nach germanischen Gottheiten benannt, ersetzte man diese allmählich durch Benennungen nach ihrem Aussehen, ihren Heilwirkungen oder christlichen Heiligen, die ähnliche Charakteristika wie die germanischen Gottheiten repräsentierten.

Ebenso könnte es dem Löwenzahn ergangen sein. Es wird spekuliert, warum er vor allem in Europa nach dem mehr südlich vorherrschenden König

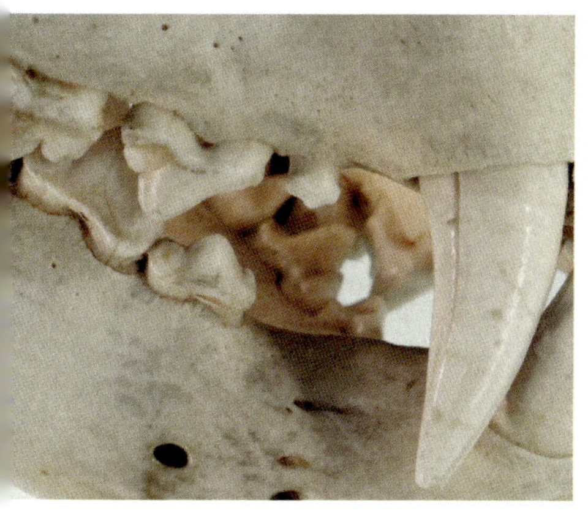

Gebiss eines afrikanischen Löwen, Naturhistorisches Museum Bern.

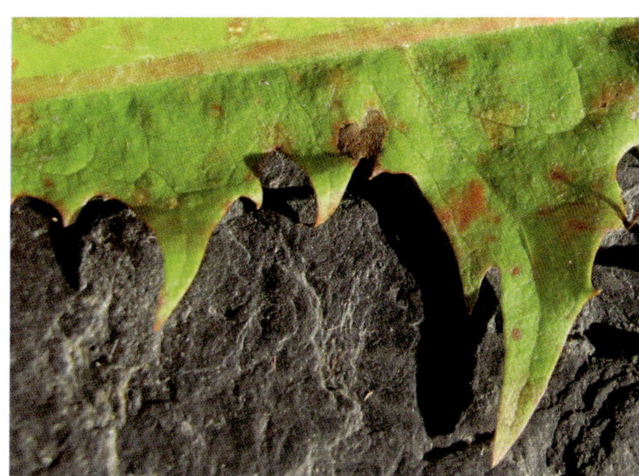

Blattrand des Löwenzahns.

der Tiere benannt wurde. Die Ähnlichkeit seiner Blätter mit einem Löwengebiss ist augenscheinlich. Doch ist der Löwe in Nordeuropa bereits seit Christi Zeiten verschwunden. Stammt der Name etwa noch aus der letzten Eiszeit, als Höhlenlöwen europaweit verbreitet waren?

Die lateinische Bezeichnung *Taraxacum* hat ebenfalls Anlehnungen an Nordafrika. Möglicherweise stammt sie aus dem Arabischen, wo mit *Tharakhchakon* eine gelbblühende Pflanze oder eine blaublühende Zichorienart benannt wird. Im Persischen bedeutet *talkh chakok* »bitteres Kraut«. Doch auch ein griechischer Ursprung mit Hinweis auf Heilwirkungen bei Augenkrankheiten (das griechische Wort *taraxis* bedeutet »Augenkrankheit«) ist möglich.[13] In deutschen Gegenden findet man ebenfalls solche Augenbezeichnungen des Löwenzahns wie »Augenwurzel« und »Augenblume«. Im türkischsprachigen Gebiet bedeutet *karaxa* »Widder« und »Anführer« oder »Führer einer Herde«.

Wie der Hahn in Europa kräht und die Menschen aufweckt, so brüllt in Afrika der Löwe und lässt sich über weite Distanzen hören. Wohl nicht nur wegen der Ähnlichkeit der Löwenzahnblätter mit einem Löwengebiss wurde die Pflanze

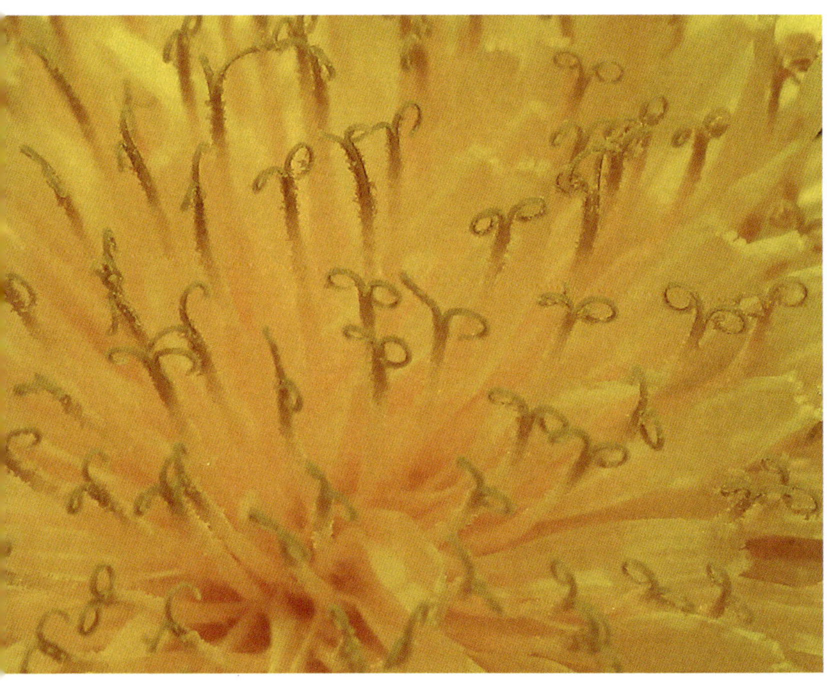

Blütenstempel einer Löwenzahnblüte in Form des astrologischen Zeichens für das Sternbild Widder.

nach diesem stolzen Tier benannt. Es gibt zwar Volksbezeichnungen des Löwenzahns nach anderen Tierzähnen wie »Bärenzahn« oder »Wolfszahn«. Doch dass mehrheitlich der Löwe Pate stand, hat mit dem ganzen Charakter der Pflanze, ihrer gelben Farbe, der Zuordnung zur Sonne und dem goldenen Himmelswächter Heimdall sowie mit den altüberlieferten körperlich-spirituellen Heilwirkungen zu tun. Es muss ein kämpferischer, mutiger Türhüter, ein goldgelber Wächter mit überaus scharfen Sinnesorganen sein. Der mutige Löwe, in vielen Kulturen als Wächter einer Schwelle oder eines Tores dargestellt, scheint am besten zu passen. Einen gemütlichen braunen Bären, der seine Beute normalerweise nicht jagt und zum Großteil Vegetarier ist, oder den scheuen und im Unsichtbaren jagenden grauen Wolf kann man sich weniger gut vorstellen.

Die Verbindung des Menschen zum Löwen ist uralt. Aus der letzten Eiszeit stammen mystische Zeugnisse der Verschmelzung von Mensch und Löwe: Das bisher älteste, was man gefunden hat, ist der berühmte Löwenmensch. Aus einem Mammutstoßzahn geschnitzt, lag er Jahrtausende in einer Höhle im Lonetal in Baden-Württemberg, bis er 1939 gefunden wurde. Er ist 35 000 bis 40 000 Jahre alt und kann im Ulmer Stadtmuseum besichtigt werden.

In der Eiszeit waren Löwen weit verbreitet, in ganz Europa, aber auch in Nord- und Südamerika, Afrika und Asien. Erstaunliche eiszeitliche Kunstwerke in Südfrankreich stellen Höhlenlöwen dar, wie in der berühmten Höhle von Chauvet.

Viele Jahrtausende später wurden weitere Abbilder von Mischwesen zwischen Mensch und Löwe geschaffen, sehr berühmt ist die in Ägypten zu bewundernde Sphinx von Gizeh, die den Tempel bewacht. Ägyptische Pharaonen wurden als Löwen mit Menschenköpfen dargestellt, ebenso wie ägyptische Göttinnen und Götter. In China bewachen Löwen nach alter Tradition Eingänge von Regierungssitzen, sie stehen unter anderem für Macht und Autorität. In Tibet sind es weiße Schneelöwen, die über Eingängen von Tempeln zu sehen sind und ein Schutzsymbol darstellen.

Noch im Mittelalter lebten Löwen rund ums Mittelmeer. Doch obwohl sie heute in Europa nur noch in Zoos vorkommen, sind ihre Bilder überall gegenwärtig. Denn als sogenannter König der Tiere war und ist der Löwe ein beliebtes Symbol- und Wappentier von Königen, Mächtigen und Herrschenden.

Löwen wurden mit göttlicher Gerechtigkeit assoziiert, denn ihnen wurden Übeltäter zum Fraß vorgeworfen. Wenn sie den vermeintlichen Straftäter jedoch verschonten, wie zum Beispiel in der Bibelgeschichte des Propheten Daniel, der in die Löwengrube geworfen wurde und unbeschadet überlebt haben soll (Daniel 6, 7–25), wurde dies als göttliches Zeichen für dessen Unschuld gedeutet und der Angeklagte freigelassen.

In alten europäischen Schriften ist von der Rechtsprechung »zwischen zwei Löwen« die Rede, da es Brauch war, Gericht vor den Burg- oder Stadttoren zu halten, die früher oft von Raubtiergraben gesäumt und später von Löwenstatuen »bewacht« waren. Bis heute finden sich Löwenfiguren vor Orten der Rechtsprechung wie Gerichtsgebäuden.

In Ägypten gab es die löwenköpfige Göttin Sachmet, »Herrin des Zitterns« genannt. Sie galt als Kriegsgöttin und repräsentierte Mut, Schutz, auch vor Krankheiten, und Heilung. Als Tochter des Sonnengottes Re verkörperte sie das Auge des Re. Dieses Auge, ein Symbol für das Eingeweiht-Sein oder Erleuchtet-Sein, wurde durch die Uräus-Schlange vor der Stirn, dem Sitz des Dritten Auges, dargestellt.

Die in Indien verehrte Göttin Durga reitet auf einem Löwen, den sie vom Himalaja geschenkt bekam. Sie besitzt ebenfalls das allsehende Dritte Auge und besiegt den Büffeldämon, der die menschlichen Unvollkommenheiten repräsentiert.

Der Löwe wurde in der christlichen Mythologie zum Symbol für Jesus, den Erleuchteten, den König aus dem Löwenstamme Juda, der mit seiner Stimme alle Welt aufruft. Auch im Buddhismus ist der Löwe ein Ausdruck für den Vollendeten, den vollkommen Erleuchteten, der mit seinem Gebrüll jeden zum Aufwachen ruft, und dessen Tatzenschlag der Erkenntnis zutiefst trifft.[14]

Alle Löwengottheiten wie auch Heimdall wurden als lichtbringend, hell strahlend, erleuchtet beschrieben. Sie waren von göttlicher Abstammung und hatten das Dritte Auge als Symbol für durchdringend scharfe Augen. Sie hatten den Durchblick, sie erkannten das wahre Wesen, das Herz und die Seele, das Göttliche in allem und jedem. Sie wirkten heilsam und besiegten die Dämonen der menschlichen Unvollkommenheiten. Auch unter den Pflanzen finden sich diese Lichtbringer, zu denen der Löwenzahn gehört. »Lichtblume« und weitere Namen wie »Nachtlichterl«, »Zwerglichter« drücken dies aus und bezeichnen nicht nur die leuchtend weißen Pusteblumen oder deren Qualitäten zum Feueranzünden.

»Löwenmensch«, Statuette aus Mammutelfenbein, ca. 40 000 Jahre, Fundort: Höhle Hohenstein-Stadel, Deutschland. © Museum Ulm, Ausstellungsfoto Marianne Ruoff.

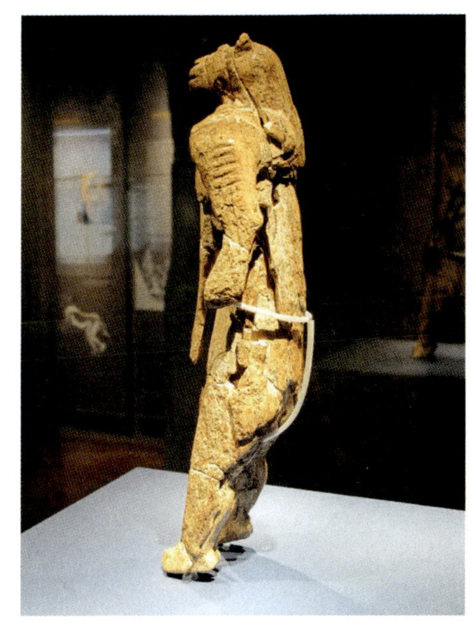

»Fries der Löwen« (Grotte Chauvet, Frankreich), entstanden um 30 000 bis 22 000 v. Chr. Ausschnitt aus dem Großfoto © Museum Ulm, Ausstellungsfoto Marianne Ruoff.

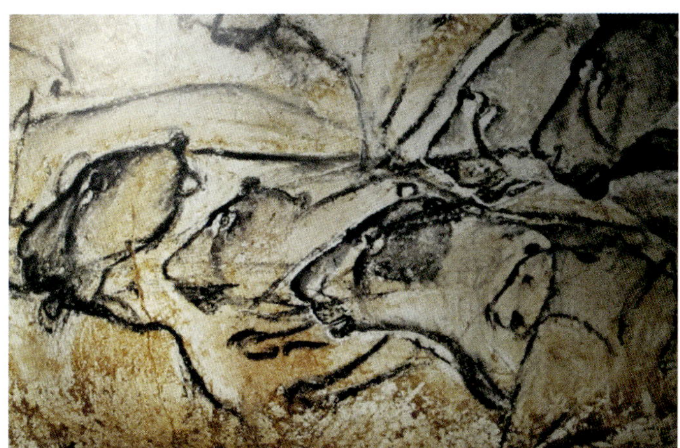

Ein riesiges Löwenpaar vor dem Kaiserpalast der Verbotenen Stadt in Peking schaut täglich furchteinflößend Tausenden Touristen ins Auge.

Auch das Gerichtsgebäude in Ulm wird von »Weißen Schneelöwen« bewacht.

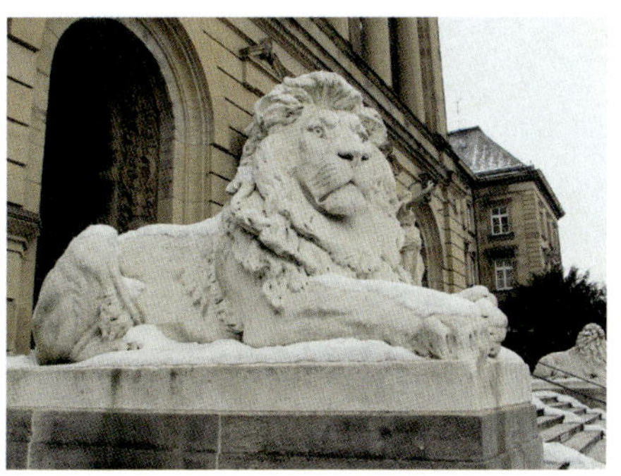

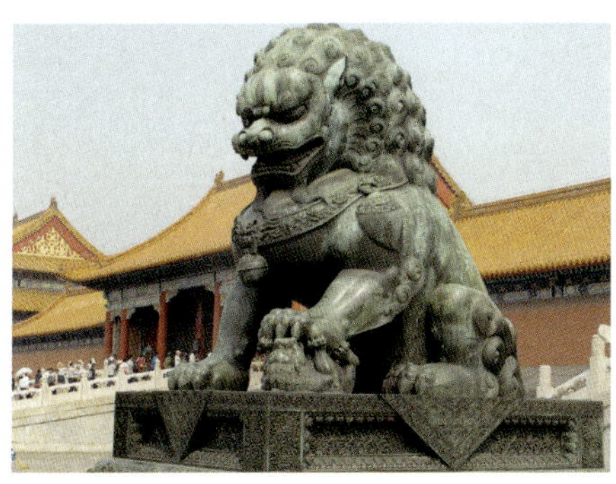

Der Lichtbringer

Ein bekanntes deutsches Löwenzahn-Kinderlied von Armin Knab und Kurt Kölsch geht so:

Löwenzahn, Löwenzahn, zünde deine Lichtlein an!
Lichtlein gelb und Lichtlein weiß, Lichtlein auf der Wiese.
Löwenzahn, Löwenzahn, zünde deine Lichtlein an!
Pust' ich alle Lichtlein aus, dunkel wird's im Wiesenhaus.
Löwenzahn, Löwenzahn, zünde deine Lichtlein an!
Tausend Fünklein fliegen fort, blüh'n an einem andern Ort.
Löwenzahn, Löwenzahn, nächstes Jahr fängt's wieder an.[15]

Weitere lichtbringende Qualitäten der Löwenzahnpflanze werden deutlich, wenn man sich mit ihren Heilwirkungen befasst. Denn sie kann die Augen heilen und klären, Körper und Psyche reinigen, sodass sich wieder lichte Freude im Leben ausbreitet. Der Löwenzahn gehört zu den »großen« Heilpflanzen, die auf allen Ebenen und sehr breit für viele unterschiedliche Beschwerden eingesetzt werden können. Dies drückt sich auch in der Vielfalt seiner Namensbezeichnungen aus. Es gibt wohl keine andere Heilpflanze mit so vielen verschiedenen Volksbezeichnungen, im Deutschen sind es geschätzt 500 bis 600.

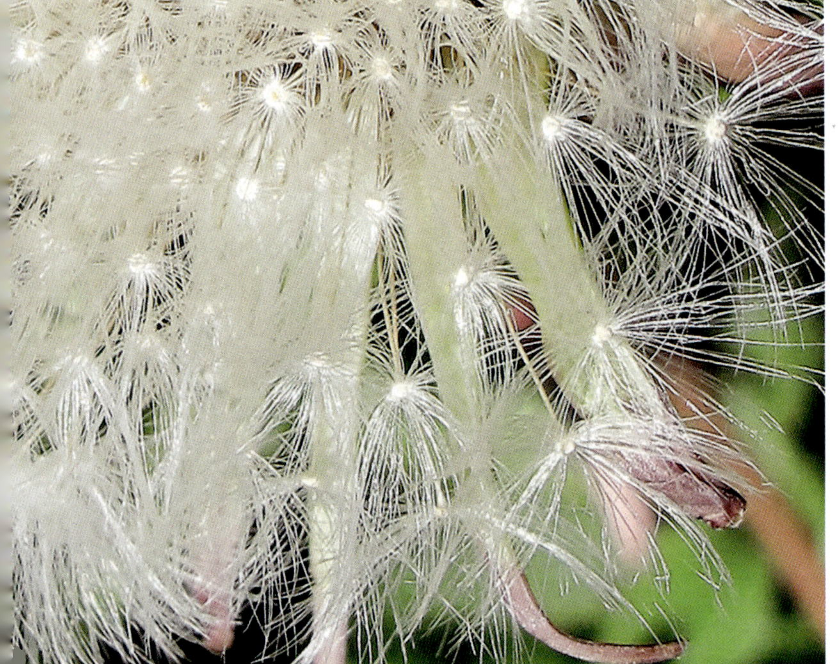

Ausschnitt aus sich öffnendem Samenstand der Pusteblume im Mai.

In der Inuit-Sprache Kallalisut wird Löwenzahn mit *Innerulaq* bezeichnet, das bedeutet »wie eine Flamme«.

Sechshundert Schlüssel zum Löwenzahn

Jeder der vielen Volksnamen für den Löwenzahn erschließt eine Verwendungsmöglichkeit oder Heilwirkung, beschreibt sein Äußeres oder andere Charakteristika. Sechshundert Geschichten könnten erzählt werden, die diese Pflanzenpersönlichkeit vorstellen. Allein diese Anzahl lässt schon ahnen, welch vielseitigen Charakter man hier entdecken kann.

»Himmelsschlüssel«, »Sommertor«, »Sommerdorn«, »Goldblume«, »Goldenes Kraut«, »Maiblume« beschreiben seine goldene Farbe und die Blütezeit zum Sonnentor im Mai. Und vielleicht auch die Fähigkeit, ein sonniges Gemüt zu erzeugen.

»Schlüsselblume« wird Löwenzahn in der Gegend um Pfronten genannt. Kinder machen sich dort einen Schlüssel aus den Blütenstängeln, indem sie die Enden etwas einschneiden und die beiden Spaltenden zum Stängel hin aufrollen, dabei wird die Einschnittstelle mit der Zunge immer wieder befeuchtet. Dazu wird folgender Spruch aufgesagt: »Maibaum, Birnbaum, Apfelbaum, Zwetschgenbaum, dreh mir meinen Schlüssel z'samm.«[15]

Die Zuordnung zur Sonne zeigen Namen wie »Sonnenblume«, »Sonnenwurzel«, »Sonnenwurm«, »Sonnenwärme«, »Sonnenwirbel«. Er öffnet seine Blüten nur, wenn die Sonne scheint, nachts oder bei Regen sind sie geschlossen.

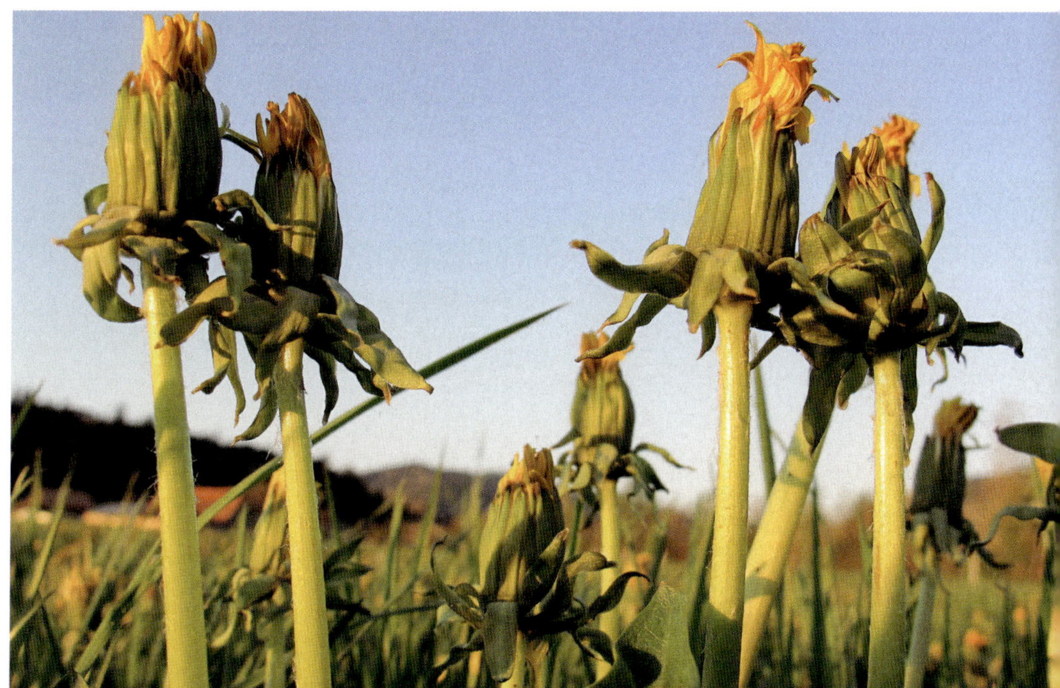

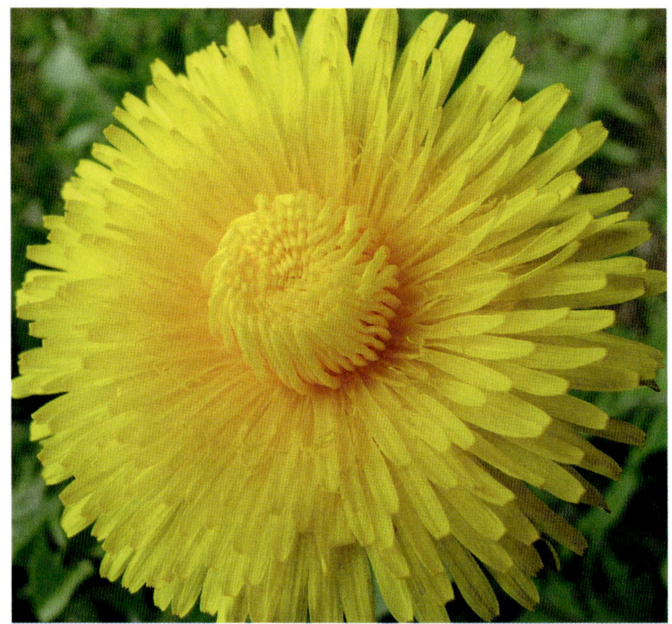

Wie ein Sonnenwirbel: eine Löwenzahnblüte im Mai.

Sehr alte lateinische Bezeichnungen wie *Morsus daemonis* (»Dämonenstich«), *Custos ortorum* (»aufgestiegener Wächter«) und weitere Namen wie »Weihenflügel«, »Adlerschwanz«, »Rabenfeder«, »Weißer Flügel« und »Schwarzer Flügel« könnten die fliegenden Samen oder gezackten Blätter beschreiben. Doch auch ein Bezug zum dämonenabwehrenden Götterwächter Heimdall oder dessen griechischer Entsprechung, dem Götterboten Hermes, könnte sich hier ausdrücken. Beide wurden mit geflügelten Helmen und/oder geflügelten Schuhen dargestellt, wobei manchmal ein Flügel schwarz und der andere weiß war. Flügel und Federn waren Ausdruck einer Verbindung zum Himmlischen, zum Göttlichen oder zur göttlichen Eingebung.

In der Kirche sind es Priester und Pfarrer, die göttliche Botschaften verkünden. Möglicherweise wurde der Löwenzahn deshalb weit verbreitet mit Namen wie »Pfaffenhut«, »Pfaffenkrone«, »Pfaffenstiel«, »Pfaffenröslin« und »Mönchsköpflin« bezeichnet. Und genauso augenscheinlich ist seine Ähnlichkeit mit einer Mönchstonsur.

Kein Pappenstiel

»Pappenstiel« ist eine weitere Löwenzahnbezeichnung. Kinder kleben oder »pappen« sich mit dem Milchsaft gern Blütenblätter ins Gesicht, eines der vie-

Löwenzahnpappus (Haarkranz der Samen), dem rasierten Kopf eines Mönchs ähnlich.

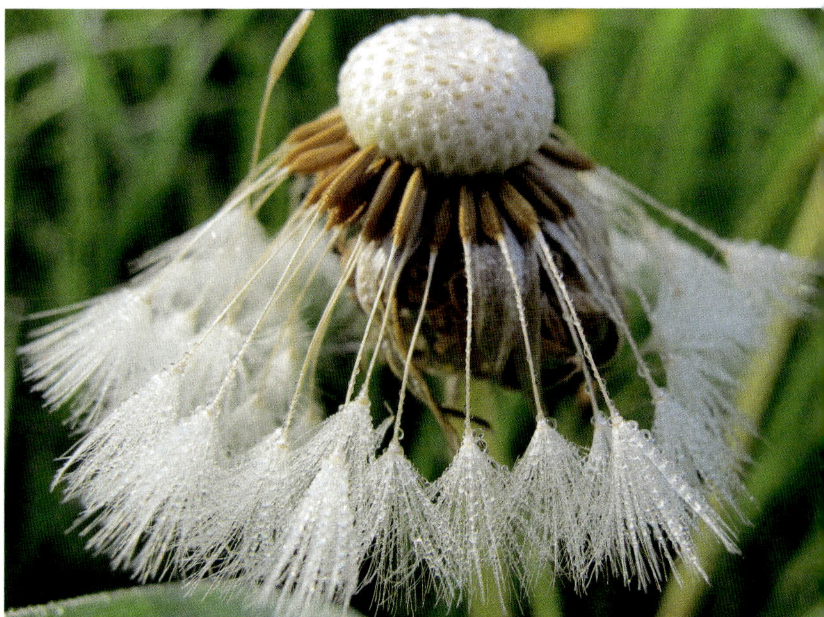

len Löwenzahnspiele. Und so bedeutet der Spruch, dass etwas kein Pappenstiel sei, dass es eben nicht so leicht, also kein Kinderspiel ist.[17] Das Kleben hat aber noch eine weitere Bedeutung: Mit klebriger Medizin wird in verschiedenen Kulturen eine Person spirituell gereinigt (siehe Seite 104). Manche nennen es auch Reinigung der Aura. Was sich an eine Person »angehaftet« hat, kann mit einem Klebstoff wieder abgelöst werden. In Lettland wird bis heute der gummiartige Pappenstiel Löwenzahn in diesem Sinne verwendet.

Andere Deutungen beziehen sich auf das lateinische Wort *pappus,* womit Botaniker die federigen Borstenhaare der Löwenzahnsamen bezeichnen. Oder eben auf einen Pfarrer, der im Volksmund »Pappe« genannt wird.

»Bettseicher«, »Seichblume«, »Pissaulit«, »Pissblume« kommen von der Heilwirkung seiner Wurzel gegen Bettnässen. Ebenso besitzt Löwenzahn harntreibende und Harnverhalt auflösende Heilwirkungen. Weil er abführend wirkt und bei Verzehr großer Mengen Durchfall auslösen kann, trägt er wohl den Namen »Hosenscheißer«.

Es gibt sehr viele Löwenzahnbenennungen nach Tieren, wobei die nach dem Schwein wie »Schweineblume«, »Saublume«, »Säu-Melkblume«, »Morblume« sehr verbreitet sind. Mor ist eine alte Bezeichnung für das Mutterschwein. Haus- und Wildschweine fressen Löwenzahn gern, dessen Wurzel als milchförderndes Schweinefutter gilt. Gerade in der Blütezeit des Löwenzahns von März bis Mai bekommen Wildschweine ihre Jungen. Eine fördernde Wirkung auf

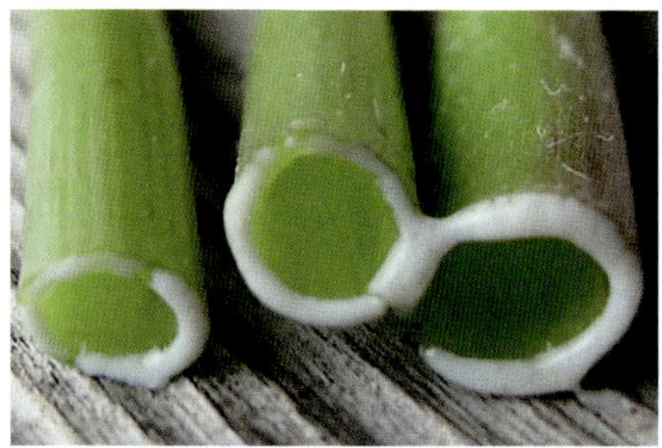

Die ganze Löwenzahnpflanze enthält weißen Milchsaft, wie hier aufgeschnittene Blütenstängel zeigen.

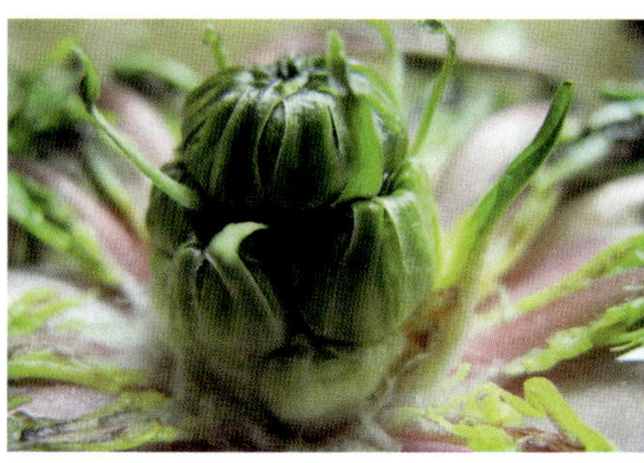

Löwenzahn-Blütenknospen am Grunde einer Blattrosette im April. Diese flachen Blattrosetten ergeben, mit oder ohne Ei in Fett in der Pfanne gebraten, eine Frühlingsdelikatesse.

die Milchbildung wurde auch bei anderen Haustieren wie Kühen beobachtet. Dies führte zu Bezeichnungen wie »Butterblume«, »Kuhblume«, »Milchkraut«, »Milchmöhre«, »Rahmstock«, »Käsblume«, »Melchersuppe«.

Doch ebenso augenscheinlich ist die weiße Milch, die aus der ganzen Pflanze fließt. Stillenden Frauen galt Löwenzahn als fördernd für die Milchbildung, ausgedrückt in Volksnamen wie »Mammele-Blum«, »Ammelemaien«, »Butziblume«. Mit »Ammele« ist die Stillflasche, mit »Mammele« die Mutterbrust und mit »Butzi« ein Milchbrei gemeint.

Nordamerikanische Indianer sagen von Pflanzen mit weißem Milchsaft, dass diese noch aus der Ur-Zeit stammten, als sich die menschlichen Vorfahren direkt von Pflanzensaft ernährten. Mineralien- und Vitaminreichtum des Löwenzahns bestätigen seine Nährkraft, die auch für den weißen Milchsaft gilt.

Bezeichnungen wie »Gänsefett«, »Specksalat«, »Hahnenspeck« geben wohl Hinweise auf die Verwendung als fett machendes Tierfutter. Jungen Gänsen wurde zum Beispiel zerhacktes Löwenzahnkraut mit Wurzel ohne Blütenköpfe ins Futter gemischt, damit sie besser gedeihen. Die Blütenköpfe wurden weggelassen, da es hieß, sie seien für junge Gänse giftig.

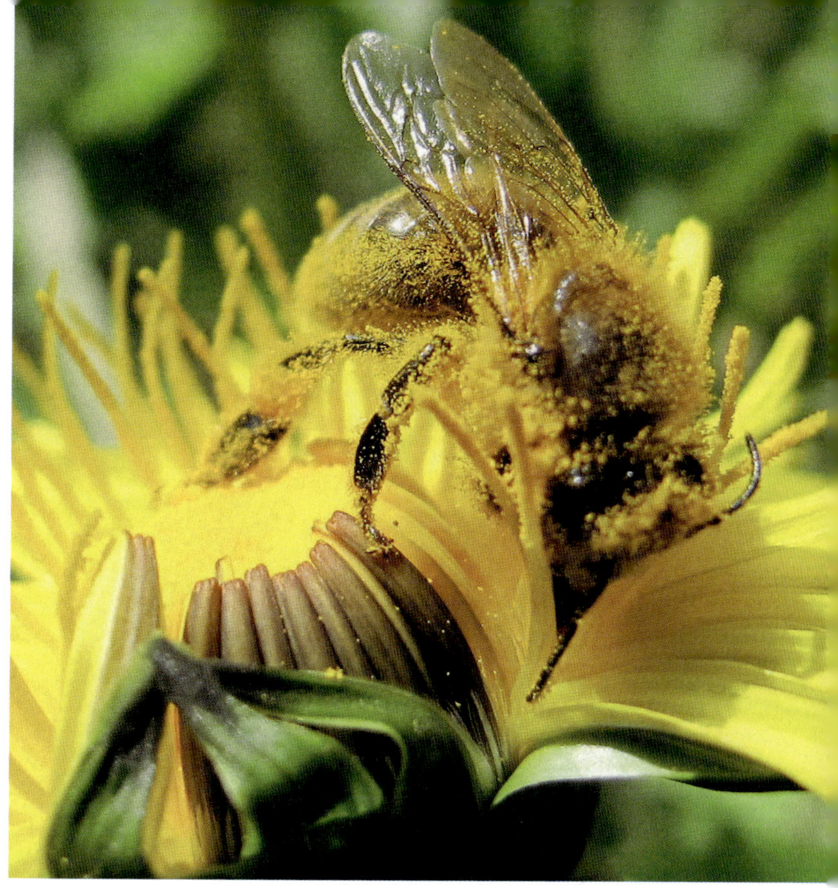

Nektar sammelnde Biene auf einer sich öffnenden Löwenzahnblüte.

Aus Löwenzahnblüten wurde eine Heilsalbe hergestellt, die »Maibutter« genannt wurde. Vielleicht wurden die Blüten außerdem zum Gelbfärben von Fett in der Küche eingesetzt, wie die Bezeichnungen »Schmalzbreiblume«, »Butterblume«, »Eierkäseblume« auch vermuten lassen. Zudem gibt es traditionelle Osterspeisen in der Schweiz, die Löwenzahn mit Eiern zu einem Eiersalat kombinieren.

Man sagte, Hühner würden mehr Eier legen, wenn sie Löwenzahnfutter erhielten. Die vielen Eiernamen wie »Eierblume« oder »Dotterblume« haben sicher einen Zusammenhang mit dem hohen Karotingehalt (eine Vorstufe des Vitamins A, die gelb gefärbt ist) besonders der Löwenzahnblüten.[18] Sie führen zu schön orangegelb gefärbten Eidottern, wenn man sie den Hühnern füttert. Der hohe Kalziumgehalt ist ebenfalls günstig für eierlegendes Geflügel.

Aus der im Frühling geernteten Blattrosette werden Küchlein in Schmalz und eventuell mit Eiern gebraten, was Namen wie »Eierfläsch« (Eierpfannkuchen), »Ölsäckel« (Schmalzküchlein), »Butterweckblume«, »Pfannkuchenrose« oder »Eierkuchenstaude« andeuten.

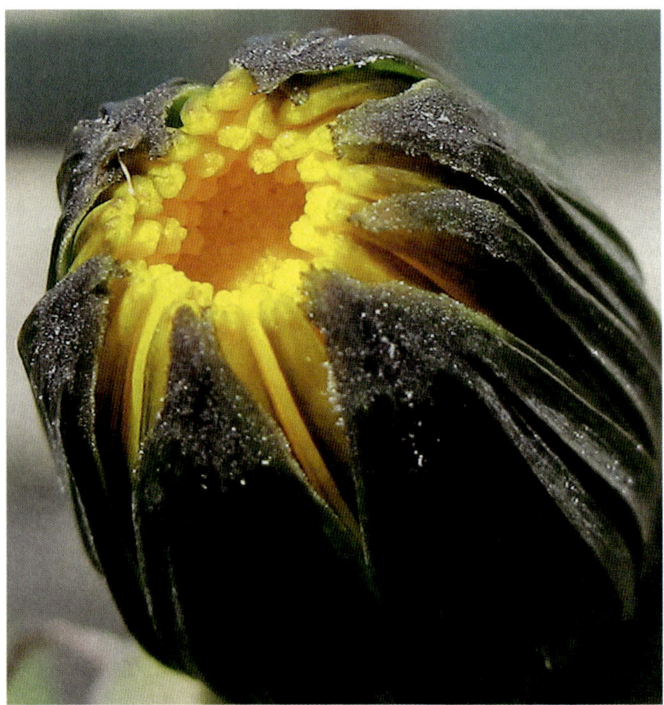

Löwenzahn-Knospenauge.

Dass er gern an gut gedüngten Orten wächst und einen »schmutzigen Rücken« haben kann, wie wir schon festgestellt haben, machen Namen wie »Kuhscheiß«, »Hundestäckchen« und »Dreckblume« deutlich.

Seine frühere Verehrung als Zauberkraut drückt sich in Bezeichnungen wie »Hexenkraut«, »Hexenmilch«, »Hexenspeichel«, »Teufelskraut«, »Teufelsrippen«, »Troldblume« aus. Im Mittelalter wurden viele vorchristliche Heilkrautanwendungen als magisch und damit »vom Teufel« angesehen, Kräuterheilkundige oft als Hexen und Teufel betitelt.

Löwenzahn ist eine ergiebige Bienen- und Insektennahrung, weshalb er auch »Honigblume« oder »Bienenblume« genannt wird. Gekochten oder gedörrten Löwenzahn verwendete man zur Bekämpfung von Läusen beim Vieh. Auch finden sich oft kleine Käferchen in seinen Blüten. Dies trug ihm wohl Namen wie »Läuseblume« oder »Flohblume« ein.

Heilwirkungen auf die Haut deuten Namen wie »Grindblum« an. Grind ist eine Bezeichnung für die Eiterflechte der Haut, andererseits auch für den

Kopf. »Apostemenkraut« (»Eiterbeulenkraut«) und »Krätzenblume« sind weitere auf Hautkrankheiten bezogene Namen. Die Benennung »Schorfblume« weist auf die Anwendung bei Milchschorf der Kinder hin.

»Augenwurzel«, »Weihaugenblume«, »Schielblume«, »Fellriss« zeigen die Heilkraft bei Augenkrankheiten an. Mit »Fellriss« wird beschrieben, dass er »das Fell von den Augen reißt«, womit eine klärende Wirkung auf Augentrübungen ausgedrückt wird. Durch den Vitamin-A-Reichtum insbesondere von Löwenzahnblüten sind Augenheilwirkungen durchaus plausibel.

Weitere Namen mit Andeutungen auf Heilwirkungen sind »Krebsblume« sowie »Rheumatismusblätter«.

»Kettenblume«, »Kordelkraut«, »Trompetenblum«, »Pusteblume«, »Blaslichtchen« heißt der Löwenzahn wegen der Spiele, die man mit ihm machen

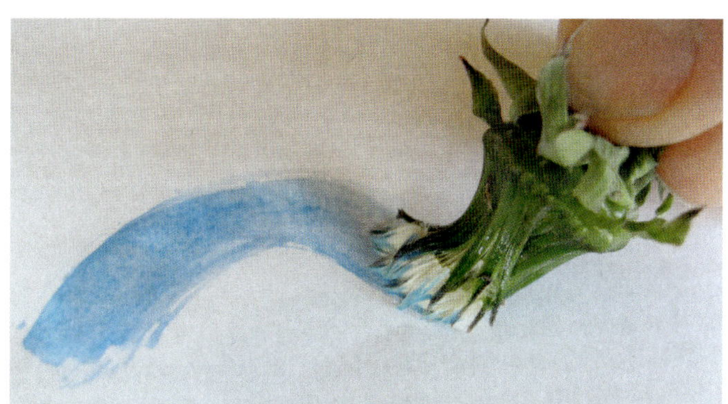

Löwenzahnblüten-Pinsel.

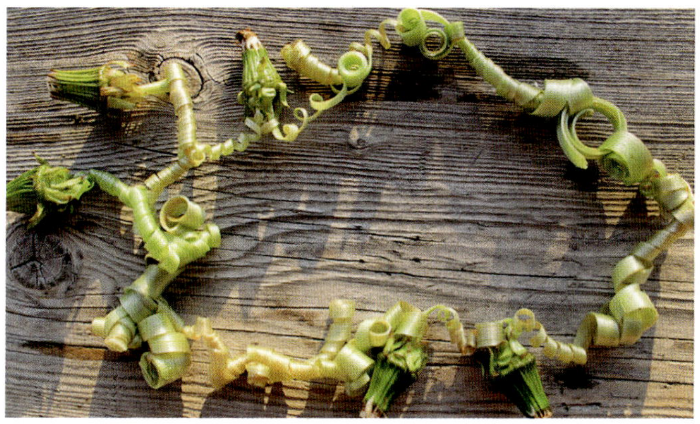

Löwenzahnkette. Die verblühten Blütenköpfe können nach ein paar Stunden Liegezeit zu Pusteblumen aufgehen, was der Kette einen weiteren Effekt gibt.

kann. Mit geteilten Stängeln, die sich in Wasser gelegt ringeln, werden ganze Ketten und Kordeln gebastelt. Aus den Blütenstängeln lassen sich außerdem lustige Trompeten herstellen, indem sie am dickeren Ende etwas eingerissen werden und ins dünnere Ende geblasen wird.

Die samentragenden Pusteblumen führen zum wohl verbreitetsten Kinderspiel überhaupt: Man kann sie wegpusten und fliegen lassen. »Pomschen«, »Pampeln« (»großer Pinsel«) heißt der Löwenzahn wegen der Form der verblühten Blüten, die wie Pinsel aussehen und auch als solche benutzt werden können. Und im übertragenen Sinne kann Löwenzahn mit seinen ausgleichenden Wirkungen auf die Psyche helfen, dass man sein Leben wieder bunt bemalen kann.

Es war einmal in Afrika

Die wahre Geschichte seiner Namensgebung lautet übrigens so:

Es begab sich einmal vor langer Zeit, im heißen Lande Afrika, dass direkt vor dem König der Tiere, dem Löwen, ein kleiner Fallschirm landete. Nun ist es aber so, dass sich große Tiere nicht um so kleine Dinge kümmern, weshalb der König der Tiere den Fallschirm nicht einmal ansah.

Am Fallschirm hing ein Samen, der lautlos in den Wüstensand fiel. Zur selben Zeit begann es zu regnen, was auch in der Wüste manchmal vorkommen kann. Da wuchs aus dem Samen eine wunderschöne Pflanze und in ihrer Mitte blühte bald eine sonnig-gelbe Blume.

Der Löwenkönig freute sich über die Blume in seinem Reich und roch jeden Tag an ihr. Nach ein paar Tagen aber war die gelbe Blume verschwunden, dafür stand nun eine Art weiße Seifenblase auf dem Blütenstängel. »Ob die vielleicht riecht?«, überlegte er. Und schon steckte der König der Tiere seine Nase hinein. Ach, wie das kitzelte! Der Löwe musste niesen.

Und wenn ein Löwenkönig niest, dann ist das etwas ganz Gewaltiges.

Haaa-haaa, haatschiiii!!!

Der Löwe riss beim Niesen sein Maul weit auf und es brach ein richtiger Sturm los. Solch ein Sturm, dass die weiße Seifenblase in tausend Stücke zersprang. Sie zerfiel in viele, viele kleine Fallschirme. Die wurden von dem gewaltigen Löwenniesen hoch in die Luft gewirbelt.

Gerade in diesem Augenblick kam ein Fuchs des Weges. Der hatte seine Brille zu Hause vergessen, deshalb konnte er nicht genau erkennen, was da bei dem Löwen passierte. Weil er aber ein altes Plappermaul war, erzählte er allen Tieren, die ihm begegneten, folgende Geschichte: »Dem König der Tiere sind alle Zähne aus dem Maul gefallen! Ich habe es mit eigenen Augen gesehen!«

Natürlich hörte eines Tages auch der Löwe diese Lügengeschichte. Doch erhabene Könige befassen sich nicht mit solch nichtigen Dingen wie Gerüchten, und so ging er seinen Regierungsgeschäften weiter nach, ohne sich groß darum zu kümmern. Er brummelte nur in seine Mähne, der Fuchs könne ja mal vorbeikommen und selber nachsehen, wenn er sich denn trauen würde.

Was aber blieb, war der Name: Denn die gelbe Blume hatte fortan den königlichen Namen Löwenzahn.[19]

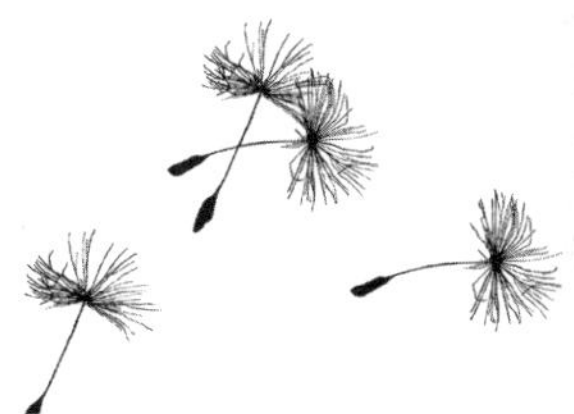

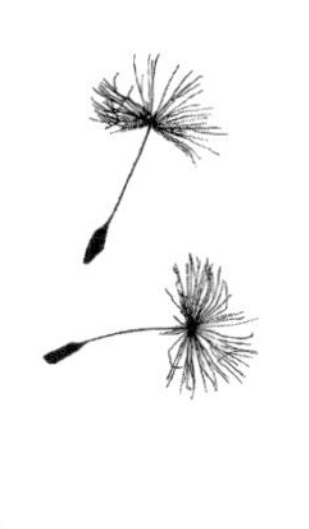

HEILKRAFT DES LÖWENZAHNS

Eine Entdeckungsreise zu dieser Pflanze mit ihrer weißen Wurzel und ihrer Heilkraft ist wie die Fahrt in eine neue Welt. Außerordentlich vieles gibt es zu entdecken. Was ich bisher dazu in meiner Praxis erfahren habe, ist deshalb erst ein Anfang, den ich hier weitergeben möchte. Zusätzlich führe ich überlieferte Anwendungen auf – aus der deutschsprachigen Tradition nach Hieronymus Bock, Theodor Zvinger, Adamo Lonicero; nach den nordamerikanischen Indigenen laut Daniel E. Moerman und Heinz J. Stammel; der russischen laut Rudolf Kobert und der traditionell chinesischen Volksheilkunde laut Dan Bensky und Andrew Gamble, Li Shizhen, John K. Chen und Tina T. Chen. Sie alle zeigen auf, welches Spektrum an Anwendungsmöglichkeiten der Löwenzahn bietet. Moderne Forschungsergebnisse unterstützen viele dieser traditionellen Anwendungen.

Und da es sich um keine geringere Pflanze als diejenige des Türhüters in den Himmel handelt, wird auch ein Blick auf die übergeordneten Ebenen des Heilens auf emotionaler und spiritueller Ebene geworfen. Eine von den alten Germanen verehrte Zauberkraft zeigt sich hier, die den Weg ins Glück, man könnte auch sagen, in die kindliche Glückseligkeit, ermöglichen kann.

Die drei Ebenen des Heilwerdens

Unterschiedliche Faktoren können auf körperlicher, emotionaler und spiritueller Ebene die Lebenskraft behindern oder sogar regelrecht einsperren. Der goldene Schlüssel Löwenzahn passt in alle drei Schlösser, um die Tür zum Glück wieder aufzuschließen. Viele alte Heiltraditionen kennen diese Wirkung, die nicht nur auf den Körper, sondern genauso auf die Gefühlswelt und den Geist zielt. Mit Geist (oder Spirit) soll hier die Herzensenergie oder göttliche Kraft benannt werden, die in jedem Menschen wohnt und auch als Liebeskraft angesehen wird.

Die drei Ebenen des Heilwerdens lassen sich folgendermaßen umschreiben:

- Auf der körperlichen oder materiellen Ebene funktioniert Heilung über die Substanz, die Inhaltsstoffe, die Ernährung des Körpers mit den nötigen Nähr-

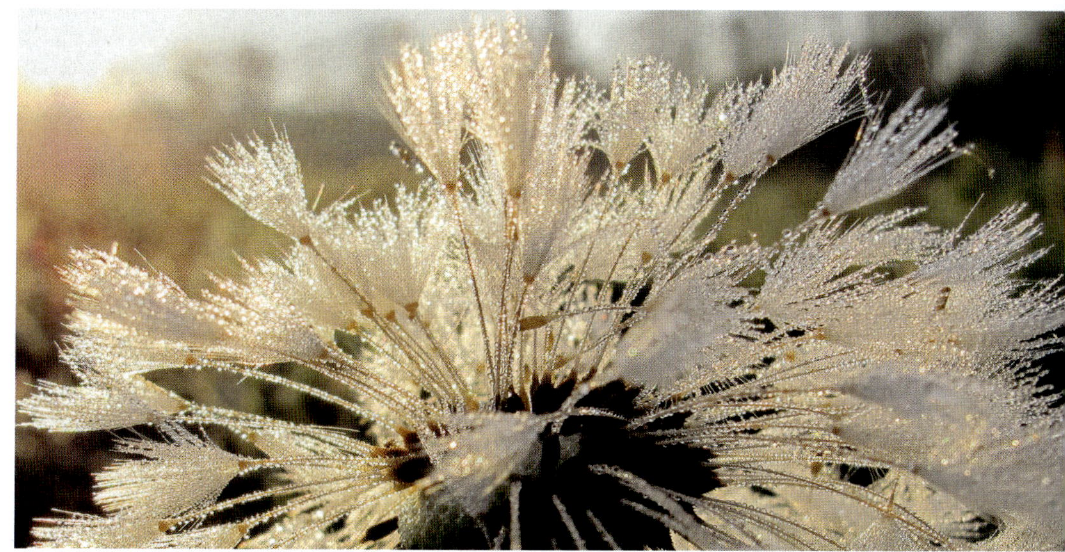

Pusteblume im Morgentau.

stoffen und die Unterstützung von Körperfunktionen mit allem, was der Organismus braucht.

- Die emotionale Ebene strebt die Harmonie der Gefühle und Gedanken an, eine Grundbedingung für Gesundheit und Wohlbefinden.
- Die spirituelle Ebene, auch seelische Ebene genannt, zielt auf Harmonie der individuellen Seele mit der Welt, in der sie lebt. Diese zeigt sich dann, wenn der einzelne Mensch genau die spezielle Wirkung im Hier und Jetzt erreicht, die nur er als einzigartiges Individuum trägt – und die eins ist mit der universalen Lebenskraft. Man könnte dies als den individuellen Seelenweg oder Herzensweg bezeichnen, der bei jedem Menschen anders gestaltet ist. Wer ihn zu gehen vermag, dessen Hunger im Herzen ist gestillt.

Zuerst möchte ich im Folgenden die vielseitigen Heilwirkungen des Löwenzahns auf den Körper aufzeigen. In diesem Bereich werden immer mehr erstaunliche Entdeckungen gemacht. Doch genauso erstaunlich sind die Heilkräfte dieser sonnigen Pflanze auf die Gefühlswelt, ganz zu schweigen von seinen spirituellen Heilkräften, die im Anschluss beschrieben werden. Und weil Löwenzahn auch hervorragend in der Küche für das leibliche Wohl sorgen kann, folgt ein Kapitel mit Küchenrezepten bis hin zu einer köstlichen Löwenzahn-Eiscreme.

Um ihn gut erkennen und von anderen ähnlichen Pflanzen unterscheiden zu können, werden im Anschluss seine Erkennungsmerkmale beschrieben, gefolgt von Tipps für das Sammeln und Zubereiten von Heilpflanzen allgemein.

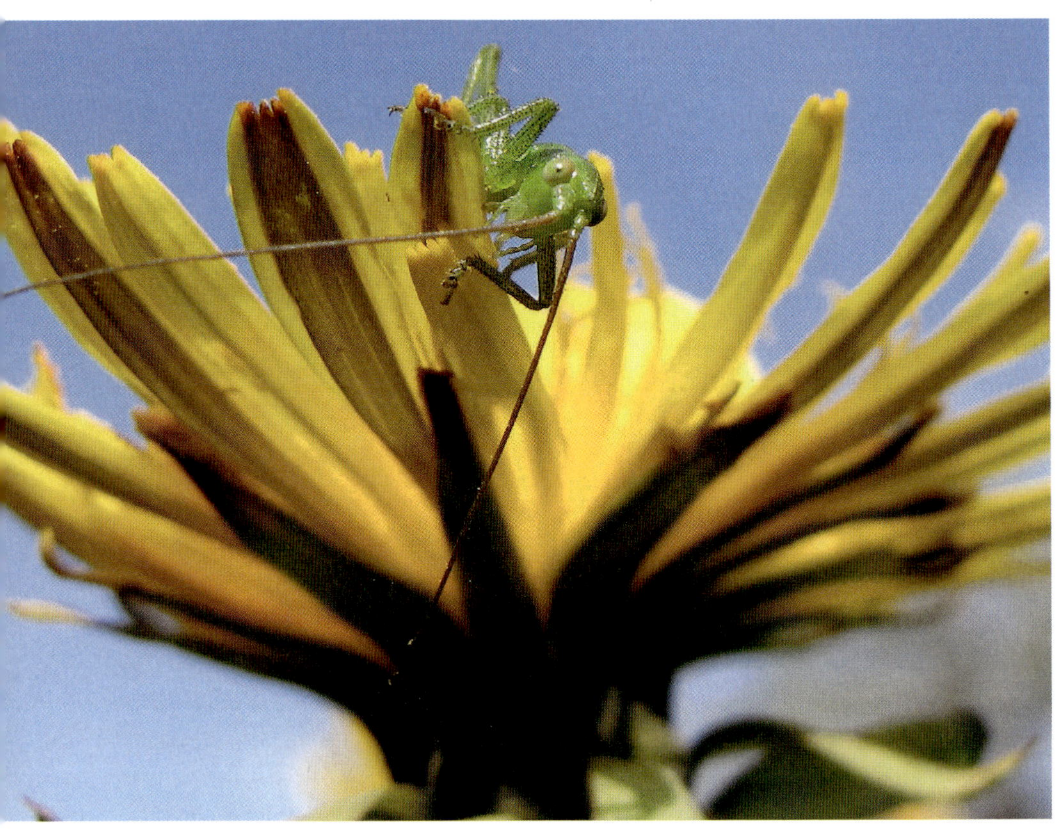

Besuch auf einer Löwenzahnblüte.

Damit eine Pflanze und die daraus bereitete Medizin auch auf spiritueller Ebene ihre Heilkraft behält, sollte eine bestimmte Harmonie bereits beim Sammeln und Zubereiten eingehalten werden. Wie das geht, wird dort erklärt (siehe Seite 142).

Heilwirkungen auf den Körper

Nicht nur verfestigte überdüngte oder brachliegende Böden kann Löwenzahn auflockern und ausgleichen, auch überdichte Ansammlungen im menschlichen Körper kann er wieder in Fluss bringen und auflösen. Dies passiert über die starke Anregung der Leber, der Verdauungs- und Harnorgane, der Haut und Schleimhäute, über die der Körper sich reinigt und Stoffe ausscheidet. Es geht dabei nicht nur um Stoffwechselprodukte, sondern auch um aufgenommene Giftstoffe. Bei schlechten oder verstopften Ausscheidungsfunktionen im Verdauungstrakt und dem Nieren-Blasen-Bereich sowie bei behinderter Selbstreinigung der Atemschleimhäute und der Körperhaut können sich diese Stoffe ansammeln und zu Beschwerden wie gestörten Körperfunktionen, Entzündungen oder Steinbildungen führen. Schleimige Ansammlungen von Ausscheidungsstoffen können zudem unsichtbaren »Fluggeistern« wie Viren und Bakterien einen guten Nährboden bieten und damit Infektionen begünstigen. Denn Mikroorganismen brauchen für ihre Vermehrung einen sogenannten Schleimrasen und eine herabgesetzte Immunreaktion der Haut- und Schleimhäute. Durch seine anregenden Wirkungen auf Leber und Galle, Verdauung, Harnfluss, Haut und Schleimhäute sowie seine antiinfektiösen und immunstärkenden Eigenschaften kann Löwenzahn gegen diese sicht- und unsichtbaren Störenfriede schützen.

Blutreinigungskur im Frühling

Es war eine alte europäische Tradition, nicht nur Haus und Hof, sondern auch den Körper im Frühling durchzuputzen. Denn im Winter bewegte man sich weniger, die Ernährung bestand vorwiegend aus Wurzelgemüse, kohlenhydratreichen Mehl- und Kartoffelspeisen, Fleischgerichten oder allgemein fettem Essen, sodass man einen vor der Kälte schützenden Winterspeck bekam. Doch auch Schleimstoffe und Ausscheidungsstoffe sammelten sich dabei an. Diese konnten den Körper beschweren, sich in Blutgefäßen, Bindegewebe und Gelenken ansammeln und Beschwerden hervorrufen. Deshalb putzte man den Körper im Frühling mit frischem Grün wieder durch, kurbelte das Entgiftungsorgan Leber sowie die Ausscheidungsorgane an, wofür Löwenzahn sehr gut geeignet ist. Man brachte den Körper so richtig in Schwung! Auch in der heutigen Zeit ist eine solche Frühjahrskur sehr empfehlenswert, sie funktioniert am einfachsten mit frischen Blütenstängeln.

Kur mit frischen Löwenzahn-Blütenstängeln[20]

Für 2 bis 3 Wochen täglich 6 bis 10 frische, gewaschene Löwenzahn-Blütenstängel essen – über den Tag verteilt oder vor dem Mittagessen. Maria Treben empfahl, nach dem Waschen die Blüte abzuknipsen und nur den Stängel zu essen. Meines Erachtens kann die Blüte mitgegessen werden, sie schmeckt recht gut und enthält wertvolle Vitamine und Mineralstoffe.

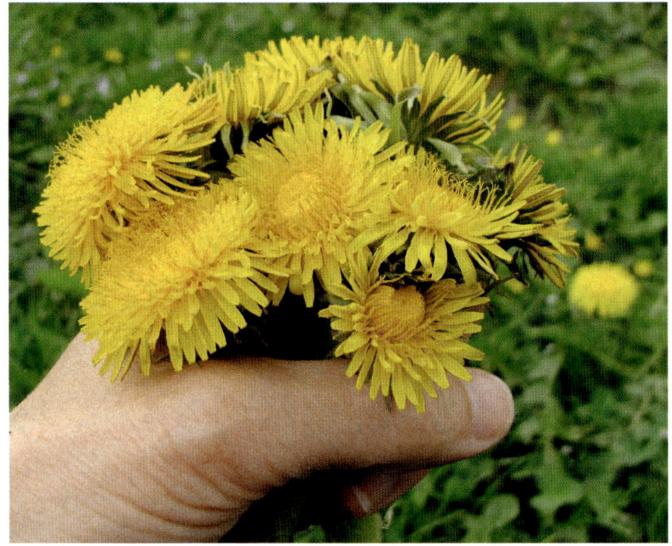

Zehn frische Blütenstängel als Tagesportion.

Diese Kur wurde volksheilkundlich empfohlen bei:

- Zuckerkrankheit
- Chronischer Leberentzündung
- Abgeschlagenheit, Müdigkeit und Krankheitsanfälligkeit
- Hautjucken, Flechten und Hautausschlägen
- Gallensteinen
- Gicht
- Rheuma
- Drüsenschwellungen (hier die Kur 3 bis 4 Wochen lang anwenden)
- Gelbsucht
- Milzleiden
- Verdauungsstörungen und Verstopfung
- Bei verstopfter Nase, gereizten Augen, schlechter Hörfunktion, Halsreizungen

Das Kauen der Stängel hat durch seine anregende Wirkung auf den Speichelfluss sowie die mineralienreichen und infektionswidrigen Eigenschaften der Inhaltsstoffe einen zahnpflegenden und Karies vorbeugenden Effekt. Man kann auch die frischen jungen Blätter dem Salat beimischen oder als Gemüse verwenden. Eine Kur mit Löwenzahntinktur oder anders verarbeitetem Löwenzahn wirkt nach meiner Erfahrung auch, jedoch nicht so stark anregend wie das frische Kraut. Womöglich hängt dies mit dem Vitaminreichtum und der lebendigen Kraft der frischen Pflanze zusammen.

Was sagt die Forschung zu den Heilwirkungen?

Volksheilkundliche Heilwirkungen von Pflanzen werden dann wissenschaftlich anerkannt, wenn sie in mehreren Testreihen mit möglichst großen Patientenzahlen an Menschen wiederholt bewiesen werden konnten (standardisierte randomisierte Doppelblindstudien). Für die breiten volksheilkundlichen Heilwirkungen des Löwenzahns steht dieser Beweis noch aus. Dennoch gibt es bereits Studien mit größeren Patientenzahlen aus China sowie Labortests, die auf diese Heilwirkungen hinweisen. Studien an Patienten mit den in China verwendeten Löwenzahnarten brachten Besserung bei Gelbsucht, Mandel-, Hals- und Ohrspeicheldrüsen-Entzündungen, verschwommener Sicht und äußerlich angewandt bei Brandwunden.[21] In Tierversuchen regte der Löwenzahn deutlich die Wasserausscheidung an.[22] Für eine Kräutermischung, die Löwenzahn und neun weitere Pflanzen enthielt, wurden ausgleichende Effekte auf den Blutzuckerspiegel und positive Wirkungen bei Diabetes mellitus (Zuckerkrankheit) aufgezeigt.[23] Im Tierversuch konnten mit Löwenzahn-Blätterextrakt günstige Wirkungen auf die Blutfettwerte bewiesen werden.[24] Für die Löwenzahnart *Taraxacum platycarpum* wurde eine Hemmung des Knochenabbaus gefunden, auch stimulierte sie das Wachstum von Bindegewebszellen.[25] Schützende Wirkungen vor Giftstoffen zeigten sich in mehreren Untersuchungen. So vermochten Leberzellen durch Löwenzahnwurzel-Extrakt vor Alkoholschäden geschützt werden.[26] Ebenfalls für Lunge und Gehirn konnten schützende Effekte vor chemischen Giftstoffen nachgewiesen werden, dies für Löwenzahnkraut und -samen.[27]

Positive Wirkungen auf die allgemeine Leistungsfähigkeit sowie auf das Immunsystem wurden festgestellt.[28] Auch entzündungshemmende und Abbauprozesse bremsende Wirkungen fanden sich, was für seinen Einsatz bei Rheuma, Gicht oder anderen chronischen Entzündungen spricht.[29] Gegen Infektionen mit Viren wie dem Grippevirus und gegen das HI-Virus war Löwenzahn in Labortests wirksam.[30] Des Weiteren fand man krebsvorbeugende Wirkungen. Dies wurde bisher an Krebszellen von Bauchspeicheldrüse[31], an Blutkrebszellen[32], Brustkrebszellen[33] und Prostatakrebszellen[34] gefunden. Reich ist Löwenzahn auch an Karotinoiden, einer Vorstufe des Vitamins A, die unter anderem für Augen und Haut gut sind.[35] Und zusammen mit Rooibosh-Extrakt stimulierte Löwenzahn die Testosteron- und Spermienproduktion im Tierversuch an Ratten.[36]

Mit einer Löwenzahnkur kann man sich also allerhand Gutes tun und einigen Erkrankungen vorbeugen. Als ich die oben beschriebene Kur zum ersten Mal machte, bekam ich einen richtigen Heißhunger auf Löwenzahn. Es lief mir schon das Wasser im Mund zusammen, wenn ich ihn am Straßenrand blühen sah. Er regt durch seine Bitterstoffe den Fluss der Verdauungssäfte, beim Speichel angefangen, deutlich an. Muskeln und Gelenke werden nach dem Winter wieder flexibler, Wasserausscheidung und Verdauung werden angeregt. Auch die Gedanken werden klarer und flexibler, die Augen hell. Selbst die Nase befreit er, nach einer solchen Kur kann man die Düfte des Frühlings wieder besser wahrnehmen.

Verdauungsbeschwerden

Ein Probiotikum, das den Darm reguliert

Die Wirkung von Löwenzahn auf die Verdauung ist sehr davon abhängig, wie er zubereitet wird. Roher Löwenzahn oder aus ungekochtem Kraut hergestellte Zubereitungen können abführend wirken, gekochte Zubereitungen wiederum wurden volksmedizinisch bei infektiösen Durchfallerkrankungen eingesetzt.

Löwenzahn und besonders die Wurzel zählt zu den Probiotika, die eine günstige Bakterienflora im Magen-Darm-Trakt erzeugen helfen. Der Verzehr frischer Blütenstängel, Blüten oder Blätter, zum Beispiel als Salat, leistet bei Stuhlverstopfung wunderbare Dienste. Die enthaltenen Bitterstoffe können zudem einen trägen Darm wieder aufmuntern, da sie die Darmperistaltik (Darmbeweglichkeit) anregen. Die frische Pflanze finde ich immer das Beste, doch kann auch die Tinktur eingenommen werden. Manche meiner Patienten haben mit anderen Mitteln keinen Erfolg gehabt, doch Löwenzahn hilft ihnen verlässlich bei Verstopfung.

Verstopfung, Blähungsneigung, Aufstoßen, Völlegefühl, Sodbrennen

Auch dies sind volksheilkundliche Anwendungen, die sich nach meiner Praxiserfahrung bestätigt haben. Hierzu können täglich 10 frische kleine Blätter oder 10 frische Blütenstängel mit Blüte gegessen werden. Auch die Einnahme der Urtinktur mit 3-mal täglich 10 bis 20 Tropfen vor den Mahlzeiten kann helfen. Alternativ kann ½ bis 1 ganzer Teelöffel getrocknete pulverisierte Wurzel in 1 Glas Wasser eingerührt getrunken werden, dies 1- bis 2-mal täglich vor den

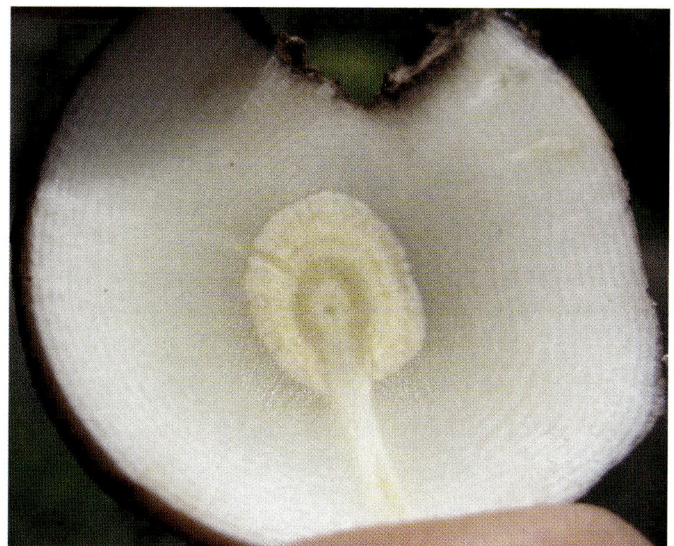

Frische, im August gegrabene Löwenzahnwurzel, quer durchgeschnitten.

Mahlzeiten. In der europäischen Volkstradition wurde bei Sodbrennen oder Magenschleimhautentzündung Löwenzahn-Presssaft eingenommen.

Menschen mit empfindlichem Magen oder Durchfallneigung (das sind oft Personen, die nach der TCM zu Kälte neigen und für die Löwenzahn zu kühlend wirken kann) sollten gekochte Zubereitungsformen aus der Wurzel bevorzugen, da sie besser verträglich sind, oder andere Heilpflanzen einsetzen. Im Zweifelsfall kann man für den Magen auch die äußerliche Anwendung in Form von warmen Breiumschlägen aus frischem zerstampftem oder gedämpftem Kraut versuchen.

Abkochung bei Sodbrennen, Magenschmerzen, Magenschleimhautentzündung, Durchfall und anderen Verdauungsbeschwerden

In der chinesischen Medizin wird Löwenzahn als gut verträgliches Mittel bei Magenschleimhautentzündung und Sodbrennen angewendet, wenn diese von »Hitze im Magen« herrühren. Dort werden Kraut, Wurzel und Samen des mongolischen Löwenzahns, *Taraxacum mongolicum* Hand.-Mazz., verwendet. Anzeichen für »Hitze im Magen« sind zum Beispiel brennende Beschwerden, eine rote trockene Zunge oder ein gelber Zungenbelag, Durstgefühl, Mundgeruch, Zahnfleischentzündungen.

In der europäischen Volkstradition wurde die Einnahme einer Löwenzahn-Abkochung bei entzündlichem Durchfall empfohlen; Löwenzahn zusammen mit Linsen gekocht und eingenommen, galt als Heilmittel bei Blutspucken und bei »roter Ruhr«, womit blutige Durchfälle gemeint waren. Bei Blutbeimengung sollte man sich allerdings nicht selbst behandeln, sondern ärztliche Hilfe aufsuchen.

Nordamerikanische Indianer setzten eine Abkochung aus Löwenzahnwurzeln bei Magenschmerzen ein, die nach untenstehendem Rezept zubereitet werden kann. Auch Tee aus der getrockneten oder frischen Wurzel wurde bei Sodbrennen oder Verdauungsbeschwerden getrunken.

Löwenzahnabkochung (nach TCM)

10 bis 30 g zerkleinertes getrocknetes Löwenzahnkraut mit Wurzel oder die Wurzel allein werden 1 Stunde in 1 Liter kaltem Wasser eingeweicht. Dann wird dieses Wasser zum Kochen gebracht und Kraut und/oder Wurzel zugedeckt 15 bis 20 Minuten auf kleiner Flamme ausgekocht. Dann das Ganze in eine Thermoskanne absieben und schluckweise lauwarm über den Tag verteilt trinken. Dies muss über einige Tage bis Wochen durchgeführt werden, bis die Beschwerden weg sind. Die Abkochung kann auch mit frischem Kraut und Wurzel zubereitet werden, dann entfällt das Einweichen und man nimmt eher eine größere Dosis, ungefähr 30 g täglich.

Tee bei Magen-, Darm- oder Gallenleiden

Folgende Zubereitung nach Schwester Bernardine kann hier probiert werden: 1 Esslöffel getrocknete Wurzeln, Kraut, Blätter oder Blüten mit 1 Tasse kochendem Wasser aufgießen, 15 Minuten mit geschlossenem Deckel ziehen lassen, absieben und 3 Tassen täglich davon trinken.[37]

In der Volksheilkunde gilt Löwenzahn zudem als hilfreich bei Hämorrhoiden. Auch in Russland und bei den Indianern Nordamerikas wird er zur Regulierung der Darmtätigkeit verwendet. Abkochungen aus Blättern und Blüten oder der ganzen Pflanze setzt man dort bei Verstopfung, Bauchschmerzen, Hämorrhoiden und anderen Verdauungsbeschwerden sowie zugleich als Stärkungsmittel ein.

Bitterer Tee als Brechmittel

Besonders im Frühjahr und im Sommer ist frische Löwenzahnwurzel recht bitter und wurde in Nordamerika in Form eines Tees als Brechmittel eingesetzt.

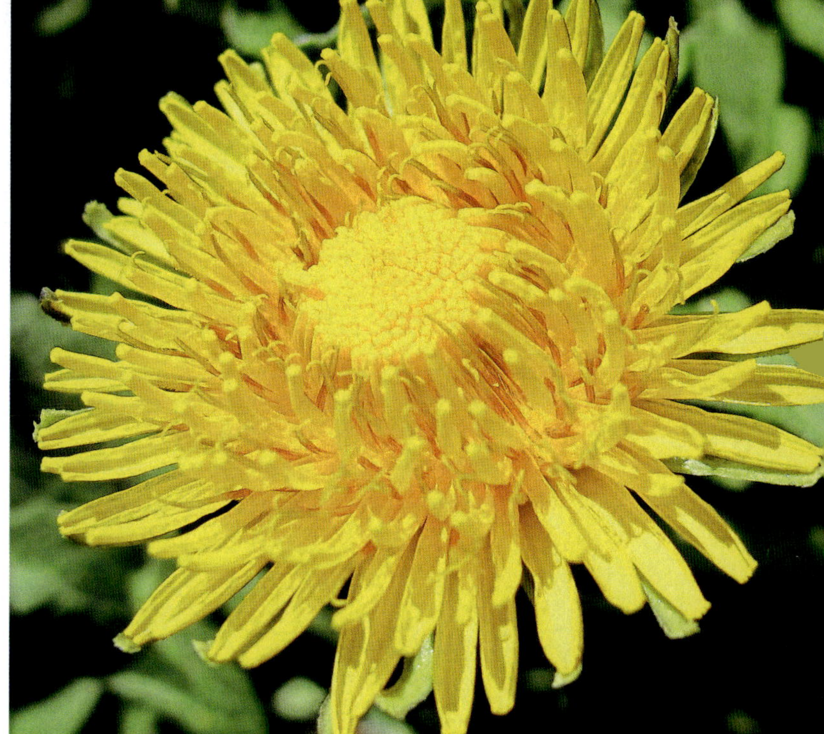

Sich öffnende Löwenzahnblüte an einem sonnigen Aprilmorgen.

Schutz vor Fettleber, hohem Cholesterin und hohem Blutzucker

Löwenzahn hat cholesterinsenkende Wirkungen, die man sich zunutze machen kann. Er kann die Fettverdauung verbessern und vor Fettleber und Übergewicht schützen, worauf Forschungsarbeiten im Tierversuch hinweisen.[38] Die bereits beschriebene Löwenzahnstängel-Kur im Frühling ist dazu sehr empfehlenswert: 6 bis 10 frische gewaschene Löwenzahnstängel mit oder ohne Blüte werden täglich gegessen, dies 2 bis 3 Wochen lang. Wenn man keinen frischen Löwenzahn hat, kann auch die Tinktur oder Pflanzenfrischsaft aus Reformhaus oder Drogerie eingenommen werden. Die Kur damit sollte mindestens 3, besser 6 Monate lang durchgeführt werden.

Auch auf den Zuckerstoffwechsel hat Löwenzahn zusammen mit anderen Heilkräutern im Tierversuch günstige Wirkungen gezeigt.[39] Da der Fettstoffwechsel von vielen Faktoren abhängig ist und sich nur langsam umstellt, sollte in solchen Fällen auch die Ernährung geändert werden.

Einfache Ernährungstipps für tiefere Blutfettwerte

Sehr einfach ausgedrückt ist hierzu der Fleischkonsum auf dreimal pro Woche einzuschränken, wobei dunkle Fleischarten wie Rind bevorzugt werden sollten.

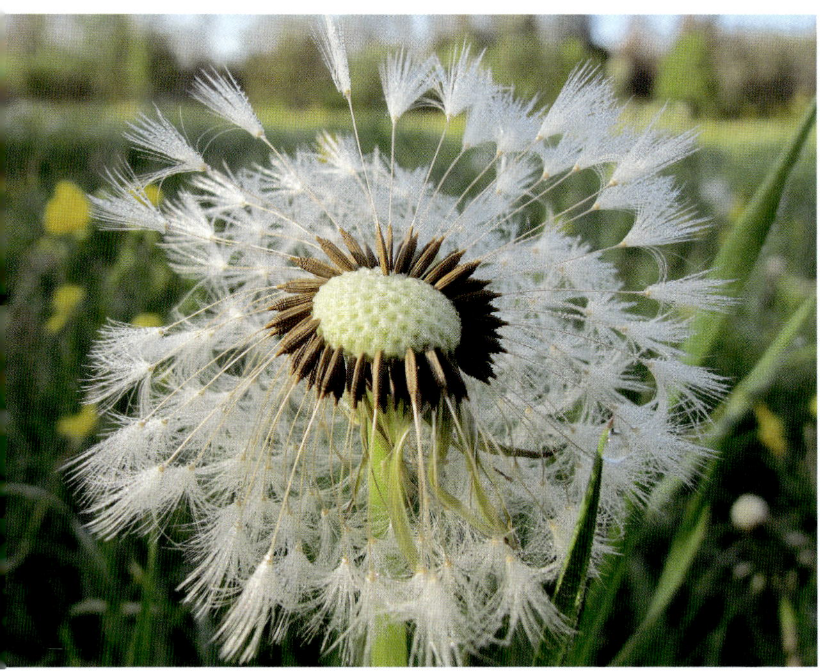

Pusteblume bei Sonnenaufgang.

Schweinefleisch und Wurstwaren sollten ganz gemieden werden. Auch das beliebte Butterbrot sollte durch eine warme Mahlzeit ersetzt werden. Das bedeutet, dass man zum Beispiel morgens einen Getreidebrei aus Haferflocken, Hirse oder Reis verzehrt, der mit Wasser und einer Prise Salz gekocht sowie mit einer frischen Frucht und etwas Honig gesüßt wurde. Man kann stattdessen auch morgens mit einer warmen Suppe (zum Beispiel Nudelsuppe) starten, das ist besonders für Leute mit Morgenmüdigkeit und für Kinder gut.

Mittags sollte ebenfalls eine warme Hauptmahlzeit eingenommen werden sowie abends eine leichte, aber ebenfalls warme Mahlzeit wie zum Beispiel Suppe, Gemüse mit Reis oder Omelette die Brot- oder Sandwich-Mahlzeiten ersetzen. Außerdem sollten die Beilagen vermehrt aus Gemüse bestehen. Insgesamt ein halber oder ganzer Teller gekochtes oder gedünstetes Gemüse täglich und dafür weniger Teigwaren oder Kartoffeln, das ist optimal. Auf Pommes frites sollte ganz verzichtet werden, ebenfalls auf Speisen, die geschmolzenen Käse enthalten beziehungsweise mit Käse überbacken wurden. Frittierte oder gegrillte Speisen sollte man ebenfalls meiden, außer sie sind in einer Folie im eigenen Saft gegrillt.

Ideal ist täglich ein Salat als Beilage zu einer warmen Hauptspeise, in den man Löwenzahnblätter, Kresse, Zwiebel, Schnittlauch, Senf oder Meerrettich geben kann, die alle günstig wirken. Dazu täglich zwei Stück Obst und möglichst viel körperliche Bewegung an der frischen Luft helfen mit, die Blutfettwerte zu senken.

Herstellung einer Löwenzahn-Tinktur

Die ganze Löwenzahnpflanze am besten kurz vor dem Aufblühen im April/Mai oder während der zweiten Blütezeit im Herbst mit Wurzel ausgraben, sodass sie möglichst unverletzt ist und kaum Milchsaft ausfließt. Nach alter Tradition wurde, um die maximale Wirkkraft zu erreichen, an einem sonnigen Morgen dann gegraben, wenn sich der zunehmende Mond im Tierkreiszeichen Zwillinge, Waage oder Wassermann befand. Wenn nur die Wurzel im Herbst geerntet wurde, grub man laut Christian Sollmann abends, wenn sich der abnehmende Mond in Zwillinge, Waage oder Wassermann befand.[40]

Die Pflanze sollte sofort verarbeitet werden, um möglichst wenig Wirkstoffe durch Welken zu verlieren. Gut waschen und abgestorbene Pflanzenteile oder Insekten entfernen. Die Pflanze mit einem Keramikmesser möglichst klein schneiden. In ein gut verschließbares Gefäß geben (leere, ausgekochte Marmeladengläser sind ideal) und mit Obstler (30- bis 40-prozentiger Alkohol guter Qualität, auch Brandy, Rum oder Wodka können genommen werden) auffüllen, sodass alles gut bedeckt ist und noch Alkohol übersteht. Es sollten pro Teil frische Pflanze 3 Teile Alkohol sein. Die Pflanzen können mit einem sauberen Holzlöffel etwas zusammengedrückt werden, damit sie gut mit Alkohol bedeckt sind. Gut verschlossen an einem dunklen Ort bei etwa 20 Grad mindestens 40 Tage, besser 3 bis 6 Monate stehen lassen. Zwischendurch mehrmals schütteln, am Ende sauber absieben und in einer gut verschließbaren dunklen Flasche aufbewahren. Die Tinktur sollte vor Lichteinstrahlung geschützt werden, am besten in einem Schrank.

Dosierung

Erwachsene können 3-mal täglich 5 bis 20 Tropfen beziehungsweise bis zu 3-mal 1 Teelöffel davon einnehmen, pur oder in etwas Wasser. Bei zu weichem Stuhlgang, Naselaufen oder Magenbeschwerden muss die Dosis reduziert oder die Einnahme beendet werden. Löwenzahn hat laut dem amerikanischen Kräuterheilkundigen Matthew Wood[41] und auch nach meiner Erfahrung eine langsame Wirkungsweise und sollte über 3 bis 4 Wochen, bei chronischen Beschwerden in niedriger Dosierung über ein paar Monate eingenommen werden.

Ausgleichend auf den Blutdruck

Löwenzahn kann einen zu hohen Blutdruck günstig beeinflussen, insbesondere dann, wenn dieser im Zusammenhang mit Stress oder Aufregung auftritt. Doch auch bei Menschen mit zu niedrigem Blutdruck kann Löwenzahn eingesetzt werden. Wenn zu tiefer Blutdruck mit Antriebsmangel, Appetitmangel, Verstopfungsneigung oder anderen Zeichen eines trägen Stoffwechsels einhergeht, kann man hierfür vor allem die Löwenzahnwurzel versuchen. Die blutdruckausgleichenden Wirkungen des Löwenzahns wurden schon früher, zum Beispiel von Dr. Werner-Christian Simonis, beobachtet.[42]

Erhöhter Blutdruck kann viele Ursachen haben und sollte immer ärztlich untersucht werden. Meiner Erfahrung nach gelingt es besonders am Beginn einer Bluthochdruck-Erkrankung, ihn mit pflanzlichen Mitteln zu senken. Manchmal gelingt es aber leider nicht, dann sollten blutdrucksenkende Medikamente eingenommen werden. Doch kann man zusätzlich regelmäßig frischen Löwenzahn zum Beispiel in Form der Blütenstängelkur einnehmen (siehe Seite 49). Alternativ kann die Urtinktur, 3-mal täglich 10 bis 20 Tropfen über längere Zeit, am besten 3 bis 6 Monate lang, eingenommen werden. Auch die Einnahme einer Weißdorntinktur oder Weißdorn in Tablettenform hat sich bei hohem Blutdruck bei manchen meiner Patienten bewährt, allein oder in Kombination mit Löwenzahntinktur. Zur Verstärkung der blutdrucksenkenden Wirkung wird in der chinesischen Medizin Löwenzahn mit der kleinen Brunelle (*Prunella vulgaris* L.) kombiniert. Diese Kombination wird in China auch bei Knoten im Hals- und Nackenbereich oder bei Kropfbildung (infolge von »Schleim-Hitze«) eingesetzt. Der blutdrucksenkende Effekt der Brunelle gilt in der TCM als stärker, wenn das ganze Kraut verwendet wird.

Löwenzahn-Brunellen-Abkochung nach TCM

Pro Tag lässt man 20 g zerkleinerte getrocknete Löwenzahnpflanzen mit Wurzel und 10 bis 15 g getrocknetes Kraut der Kleinen Braunelle in 1 Liter kaltem Wasser 1 Stunde einweichen. Dann das Ganze zugedeckt 15 bis 20 Minuten auf kleiner Flamme kochen, in eine Thermoskanne absieben und über den Tag verteilt warm trinken. Man kann auch frische Pflanzen auf diese Weise zubereiten, dann entfällt das Einweichen vor dem Kochen.

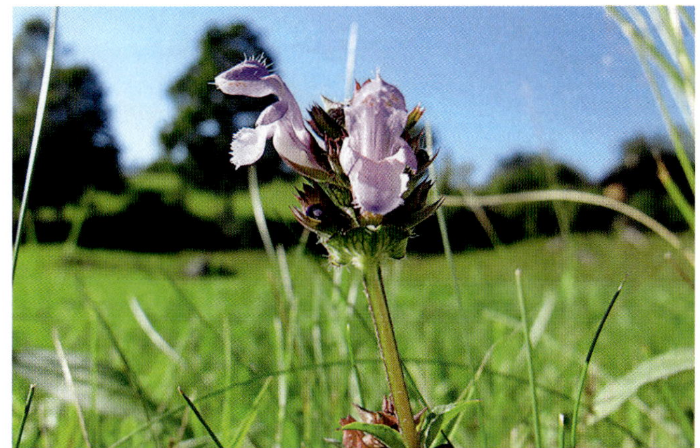
Kleine Brunelle, *Prunella vulgaris* L., in der Blüte. Ihre Samenstände werden zusammen mit dem Löwenzahn in der TCM bei Bluthochdruck und Kropfbildung infolge einer Schleimerkrankung verwendet.

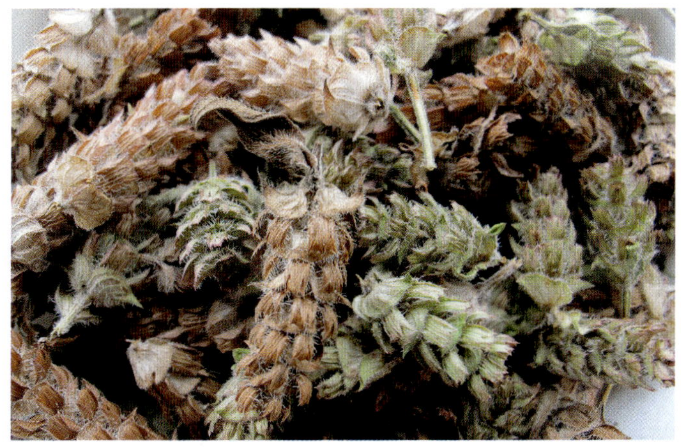
Getrocknete, nach der Blüte gesammelte Samenstände der Kleinen Brunelle.

Anstelle der Abkochung wird heute manchmal die Kombination der Urtinkturen mit je 3-mal täglich 10 bis 20 Tropfen von Löwenzahn und Brunelle verwendet, die zusammen eingenommen werden.

Leber und Galle

Zum Schutz der Leber

Forschungsarbeiten unterstützen den Einsatz von Löwenzahn bei Krankheiten, die mit Stauungen in Leber und Galle zusammenhängen. So konnte laut einer chinesischen Veröffentlichung von 1979 im Journal of Chinese Medicine (englisch zitiert in Chen et al. 2004) bei 77 Patienten mit Gelbsucht aufgrund von Gallestau mit Löwenzahn eine Senkung der Leberwerte erreicht werden. Für Löwenzahnwurzel und ätherisches Löwenzahnöl wurden schützende Wirkungen vor Giftstoffen, die unter anderem Leber oder Gehirn schädigen können, bewiesen.[43]

Ich verordne Löwenzahn immer dann, wenn man die Leber belastende Medikamente einnehmen muss oder anderes zu einer Belastung des Körpers mit Giftstoffen geführt hat. Das können auch chemische Giftstoffe oder zu viel Alkoholgenuss sein. Ebenso bei Vorliegen eines Leber-Qi-Staus oder Leber-Hitze nach den Kriterien der TCM setze ich Löwenzahn gern ein. Ziehende Beschwerden unter den Rippenbögen, die in der alten europäischen Heilkunde »hypochondrisch« genannt wurden und in der TCM ein Zeichen für Leber-Qi-Stau darstellen können, sind ein weiteres Leberzeichen, für das Löwenzahn eingesetzt werden kann.

Lebererkrankungen, erhöhte Leberwerte, Gallensteine, Gelbsucht

Bei diesen Beschwerden wird Löwenzahn in der chinesischen und europäischen Volksheilkunde verwendet. Bei Lebererkrankungen sollte immer eine ärztliche Praxis aufgesucht werden, begleitend kann dazu Löwenzahn eingenommen werden. Auch hier empfiehlt sich die Löwenzahnstängel-Kur von Seite 49. Alternativ kann die Urtinktur genommen werden, mindestens 3 Wochen lang 3-mal täglich 5 bis 20 Tropfen. Sollten nach der Einnahme weicher Stuhlgang, wässriges Nasensekret, morgendliches Niesen oder Magenbeschwerden auftreten, muss weniger genommen werden, denn dann wirkt der Löwenzahn zu kühlend. Will man eine Anwendung mit einem fertigen Präparat ohne Alkohol, kann Löwenzahn-Presssaft aus der Drogerie oder Löwenzahnsuppe eingenommen werden.

Löwenzahn-Suppengrün

In der alten europäischen Volkstradition wurde über längere Zeit bei Leber-Gallen-Beschwerden täglich Löwenzahn als Suppeneinlage eingenommen. Dazu wurde eine kleine Handvoll frische Löwenzahnblätter pro Person gewaschen, klein geschnitten und als Suppengrün auf die heiße Suppe gegeben. In Russland wurde bei Gelbsucht und Leberentzündung Löwenzahnsaft zusammen mit Milchmolke getrunken. Pfarrer Künzle empfahl eine Löwenzahnkur zudem bei Gallen- und Nierensteinen, die bei Bedarf auch im Winter durchgeführt werden könne, dann mit den haltbar gemachten Pflanzenteilen, wie getrockneten Blättern, eingelegten Knospen oder in Form eines Tees (siehe Seite 54, Tee bei Magen-, Darm- oder Gallenleiden).

Begleitbehandlung bei Operationen

Da die meisten Medikamente wie auch Narkosemittel über die Leber abgebaut werden, setze ich Löwenzahntinktur zusammen mit Mariendistel vor und nach Operationen ein, sobald das Trinken wieder erlaubt ist. Dies ist sinnvoll aufgrund der schützenden Wirkungen auf Leber und Gehirn sowie zur besseren Ausleitung der bei Operationen entstehenden Stoffwechsel- und Narkosesubstanzen, die ausgeschieden werden müssen.

Unterstützung 5 Tage vor bis 6 Tage nach der Operation

3-mal täglich 10 bis 20 Tropfen Löwenzahn-Urtinktur (die Tinktur der Firma Ceres wird tiefer dosiert mit 3-mal täglich 2 bis 5 Tropfen), kombiniert mit Mariendistel-Urtinktur *(Carduus marianus)*, 3-mal täglich 20 Tropfen, oder Legalon-Tabletten à 70 mg (enthalten Mariendistelextrakt), 4-mal täglich 1 Tablette.

1 Tag vor bis 3 Tage nach der Operation

Zusammen mit den genannten Tinkturen wird an diesen Tagen Arnica montana in homöopathischer Form genommen, zum Beispiel D12, 3-mal 12 Kügelchen, um den Körper auf die Verletzung eines Eingriffs vorzubereiten und mögliche Blutergüsse und Gewebeschäden besser ausheilen zu können. Dieses Schema hat sich nach meiner Erfahrung sehr bewährt.

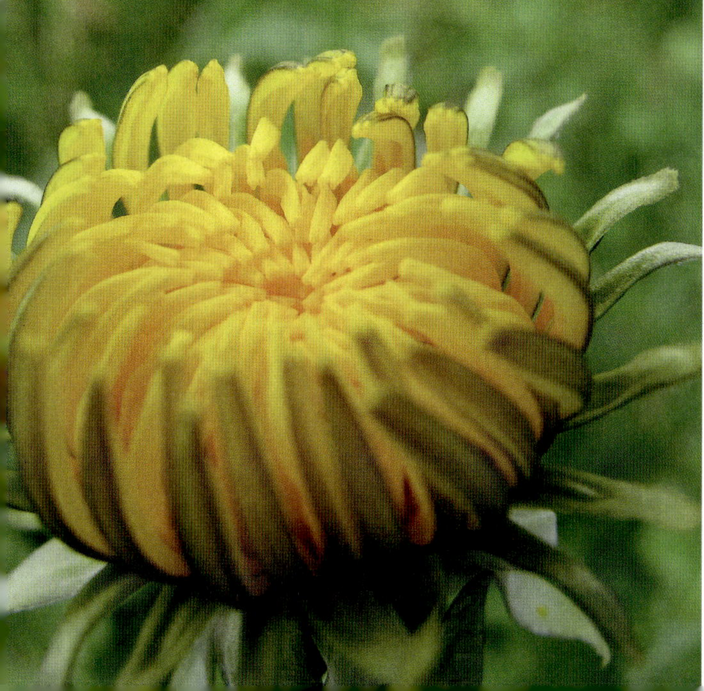

Sich am Morgen entfaltende Löwenzahn-Blütenknospe.

Löwenzahndestillat bzw. -hydrolat

Laut Theodor Zvinger wurde früher destilliertes Wasser aus der in voller Blüte gesammelten ganzen Pflanze für Gelbsucht, »verstopfte Leber« (wahrscheinlich sind hier Gallensteine und Leberentzündungen wie Hepatitis oder Fettleber gemeint) sowie Seitenstechen empfohlen. Man solle davon morgens und abends je 100 ml trinken.

In vielen Kräuterbüchern des 15. bis 18. Jahrhunderts werden Pflanzendestillate beschrieben, die damals sehr gebräuchlich waren. Diese Extrakte entsprechen in der Regel den heutigen Hydrolaten und entstehen zum Beispiel bei der Herstellung von ätherischen Ölen unter Druck mit heißem Wasserdampf. Sie werden oft äußerlich als Sprays, zunehmend aber auch wieder innerlich für Heilzwecke eingenommen. Um ein Hydrolat herzustellen, braucht es die nötige Ausrüstung, meist eine Destille, und die entsprechende Anleitung und Erfahrung.

Eine sehr vereinfachte Variante eines Löwenzahnhydrolats, das sich zum Beispiel als Gesichtswasser anwenden lässt, kann man wie auf Seite 80 beschrieben, selbst herstellen. Es gibt Hydrolate auch im Internethandel fertig zu bestellen (zum Beispiel unter der Bezeichnung »Hydrolat Pissenlit« bei www.biodclic.fr oder www.fermedesaussac.fr).

Niere, Blase und Prostata

Löwenzahn hat eindeutig wassertreibende Wirkungen, für die es auch Forschungsbelege gibt[44], und kann bei Schwellungsneigung, verzögerter Urinausscheidung, Harnverhalt, Blasen- oder Prostata-Entzündungen eingesetzt werden. In China kennt man Löwenzahnanwendungen bei Schmerzen im Harntrakt und Blaseninfekten, in Nordamerika Wurzeltee bei Nierenerkrankungen und Wassersucht, in Russland Abkochungen der ganzen Pflanze bei Nierensteinen. Eine befreundete Kollegin berichtete, wie bei einem betagten Mann mit starken Beinschwellungen durch die Einnahme von Löwenzahntinktur und einmal täglich Umschläge mit Löwenzahnblättern die Schwellungen in drei Tagen zurückgegangen waren. Dabei hatte sie frische Löwenzahnblätter mit einem Nudelholz auf einer festen Unterlage etwas gequetscht und dann auf die Beine aufgelegt.

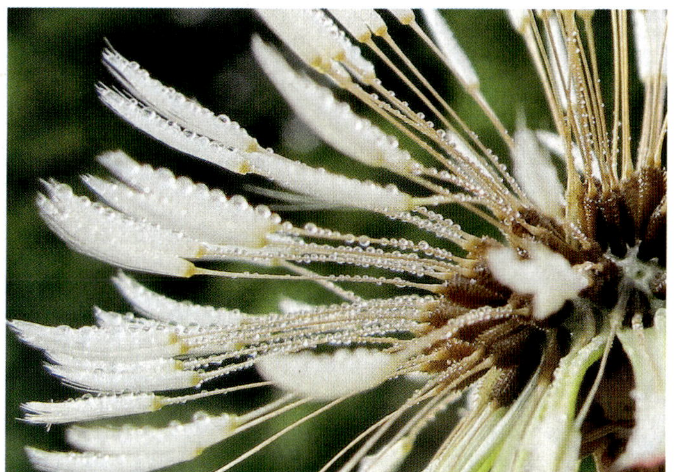

Pusteblume im Morgentau.

Ich verwende bei Infekten von Niere und Blase meist andere Heilpflanzen wie Bärentraubenblätter oder Brennnessel sowie für die Prostata Weidenröschen. Dennoch gebe ich die Wirkung des Löwenzahns hier gern weiter, seine wassertreibende Wirkung lässt sich gut beobachten, wenn man ihn als Tee trinkt, frisch verzehrt oder als Arznei einnimmt.

Löwenzahn-Suppengrün bei Nieren-Blasen-Beschwerden

Eine kleine Handvoll frische Löwenzahnblätter werden gewaschen, klein geschnitten und als Suppengrün auf die heiße Suppe gegeben. Nach europäischer Volkstradition wurde dies über längere Zeit täglich bei Nieren-Blasen-Beschwerden, Neigung zu Blaseninfekten oder Harnwegsgeschwüren durchgeführt. Löwenzahnblätter schmecken recht gut als Suppengrün und können auch von gesunden Personen als Wildkraut genossen werden. Es können auch Sellerieblätter mitgekocht werden.

Ebenfalls die Wurzeln und Blätter wurden traditionell in Wasser länger ausgekocht (wie in der bereits beschriebenen Abkochung) und dann mit Weißwein eingenommen.

Löwenzahnblätter kann man gut entbittern, indem man sie ganz oder zerschnitten in Essigwasser kocht: Dazu nimmt man 400 ml Obstessig in 200 ml Wasser, dazu ½ Teelöffel Salz und 1 Teelöffel Zucker. Dieses Wasser kocht man auf und lässt die Blätter 2 bis 3 Minuten mitkochen.

Löwenzahn-Gundelreben-Abkochung bei Blasenentzündungen

Diese Kombination mit Gundelrebenkraut *(Glechoma hederacea* L.) wird in China als Abkochung eingenommen, wenn die Blaseninfektion mit Brennen beim

Wasserlassen und trübem Urin einhergeht. Als Tagesdosis werden 15 bis 30 g des getrockneten Gundelrebenkrauts sowie 20 g getrocknetes zerkleinertes Löwenzahnkraut mit Wurzel angegeben. Eine Abkochung bereitet man zu, indem die getrockneten Kräuter in 1 Liter kaltem Wasser 1 Stunde eingeweicht und dann zugedeckt 15 Minuten auf kleiner Flamme gekocht werden. In eine Thermoskanne absieben und warm über den Tag verteilt trinken.

Destilliertes Löwenzahnwasser

Ein Destillat wurde laut Zvinger früher zum Harntreiben und zum Reinigen der Harnwege sowie gegen ungewollten männlichen Samenfluss verwendet, morgens und abends je 100 ml. (Zur Herstellung eines Destillats bzw. Hydrolats siehe Seite 80.)

Bettnässen

In der alten Volksheilkunde wurde bettnässenden Kindern gesüßte Löwenzahnwurzel-Abkochung schluckweise zu trinken gegeben. In der TCM behandelt man Bettnässen bei Kindern mit den Nierenfunktionskreis stärkenden Kräutern. Generell sollte man bei Bettnässen achtsam sein, denn es kann auch auf psychische Traumata hinweisen, selbst solche, die unbewusst von Vorfahren übernommen wurden. Da Löwenzahn nierenstärkende und beruhigende Eigenschaften zugeschrieben werden, könnte er hier begleitend durchaus hilfreich sein.

Samenabsud bei erschwertem Wasserlassen oder Harnverhalt

Bei diesen Beschwerden wurde laut Marzell früher Absud aus Löwenzahnsamen, also der Pusteblume, getrunken. Bei akutem Harnverhalt sollte man sich in ärztliche Behandlung begeben. Doch kann bei erschwertem Wasserlassen ein solcher Absud sicher probiert werden. Er schmeckt jedenfalls recht gut und nicht bitter.

Löwenzahnsamen-Absud

2 Esslöffel Löwenzahnsamen (mit »Fallschirm«, Pappus) oder 2 ganze Pusteblumen werden in ¼ Liter kaltem Wasser eingeweicht und dann darin zum Kochen gebracht. 2 bis 3 Minuten kochen lassen, absieben und diese Portion 3- bis 4-mal täglich trinken. Das ergibt ¾ bis 1 Liter dieses Absuds als Tagesration.

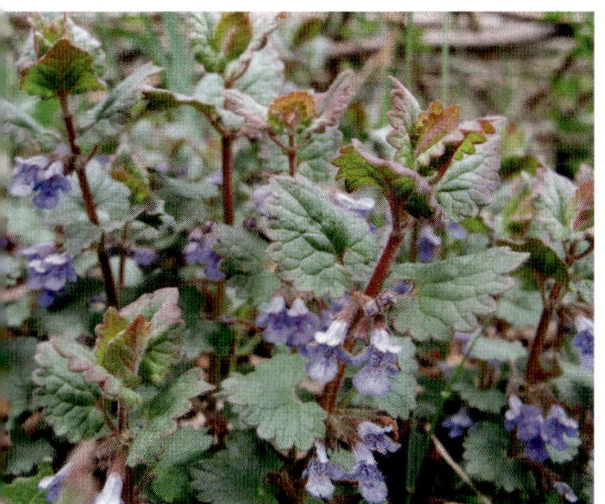

Blühende Gundelrebe. Sie wird in der chinesischen Medizin mit Löwenzahn bei Blasenentzündungen kombiniert.

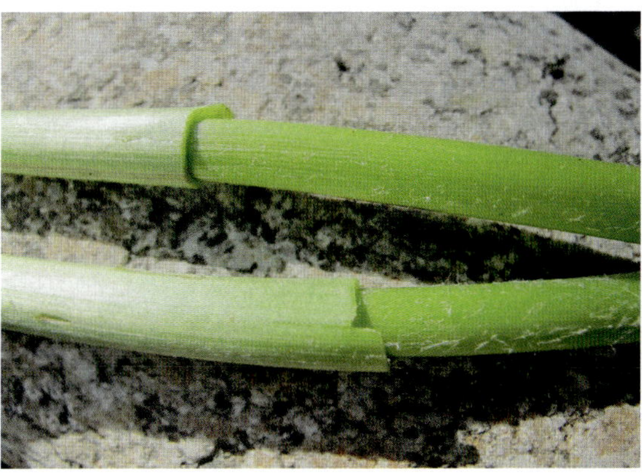

Kinder basteln mit den hohlen Löwenzahn-Blütenstängeln Wasserleitungen, indem sie ineinander gesteckt werden.

Löwenzahnwurzel-Pulver für die Prostata und gegen Krebs

Im Internet findet man Berichte von Patienten, die von sich sagen, sie haben Prostatakrebs mit Löwenzahn geheilt.[45] Dafür müsse die Wurzel zur Blütezeit ausgegraben und ungewaschen (also mit etwas Erde) bei 38 Grad im Backofen oder in der Sonne gut getrocknet werden. Dann soll sie mit einem Hammer auf einer stabilen Unterlage zu einem Pulver zerklopft werden, das man dann täglich einnimmt. Hierzu wird ½ Teelöffel Wurzelpulver in 1 Glas Wasser gerührt und vor dem Frühstück getrunken, dies über mehrere Monate.

Es gibt mehrere wissenschaftliche Untersuchungen in Form von Labortests (bisher nicht an Krebskranken), die eine Krebszellen hemmende Wirkung von Löwenzahn aufzeigen konnten. Dies nicht nur bei Prostatakrebszellen, sondern auch bei Brustkrebs-, Bauchspeicheldrüsenkrebs- sowie Blutkrebszellen.

Ein Augenheilkraut

Viele frühere Löwengottheiten wurden mit einem Dritten Auge oder göttlichem Auge dargestellt. Es verwundert daher nicht, dass der Löwenzahn als großes volksmedizinisches Augenheilkraut nach ihnen benannt ist.

Bei Bindehautentzündungen, Augenreizungen mit geröteten, juckenden, geschwollenen Augen oder Brennen, wie zum Beispiel bei Heuschnupfen, kann Löwenzahntinktur nach meinen Erfahrungen innerlich eingenommen recht hilfreich sein. Natürlich sollte durch augenärztliche Kontrolle sichergestellt sein, dass keine andere Augenerkrankung vorliegt.

In Nordamerika wurde bei dunklen Augenringen oder Lidschwellungen Löwenzahnwurzel-Tee eingenommen. In China trank man bei Augenentzündungen, Rötungen und Reizungen eine Löwenzahnabkochung und machte Augenumschläge.

Löwenzahntinktur bei Augenentzündungen

10 bis 20 Tropfen Tinktur werden in etwas Wasser 3-mal täglich vor den Mahlzeiten eingenommen, bis die Beschwerden nachlassen. Bei Menschen, die zu weichem Stuhlgang neigen, kann Löwenzahn etwas abführend wirken. Dann muss die Dosis verringert werden, oder man sollte zu anderen Heilpflanzen wechseln. Man kann anstelle der Tinktur auch die Blütenstängel oder Blätter frisch essen (siehe Seite 49) und sollte dies mindestens 3 Wochen lang durchführen.

Augenumschlag

1 Esslöffel zerkleinertes frisches oder getrocknetes Löwenzahnkraut, am besten mit Wurzel, mit ¼ Liter kochendem Wasser aufbrühen. Mindestens 10 Minuten zugedeckt ziehen lassen, dann das Kraut absieben. Ein sauberes Küchentuch in den Tee tunken, gut feucht mit einer angenehm warmen Temperatur auf die geschlossenen Augen legen und 15 Minuten ruhen lassen. Einfacher geht es mit Löwenzahnkraut in Teebeuteln, dann wird der Beutel nach dem Aufbrühen lauwarm auf die Augen gelegt.

Augenbeschwerden bei Heuschnupfen

Bei Heuschnupfen sollte zwischen zwei Varianten unterschieden werden, denn nur bei einer davon nützt Löwenzahn. Immer dann, wenn die Augen gerötet, entzündet, juckend sind oder sich sandig anfühlen, ist er hilfreich. Bei Heuschnupfen, der sich vor allem durch viel wässriges Sekret mit Naselaufen oder Augentränen, aber ohne Rötungen zeigt, sollten anstelle von Löwenzahn andere Heilpflanzen wie zum Beispiel Augentrost, Thymian, Schachtelhalm oder Brennnessel verwendet werden. Übrigens ist die Anwendung der Brennnessel bei Heuschnupfen sehr einfach: Man berührt eine Nessel und »verbrennt« sich dabei den Handrücken oder eine Handkante. Bei einigen meiner Patienten sind die Beschwerden kurz darauf für einen Tag lang oder länger weg.

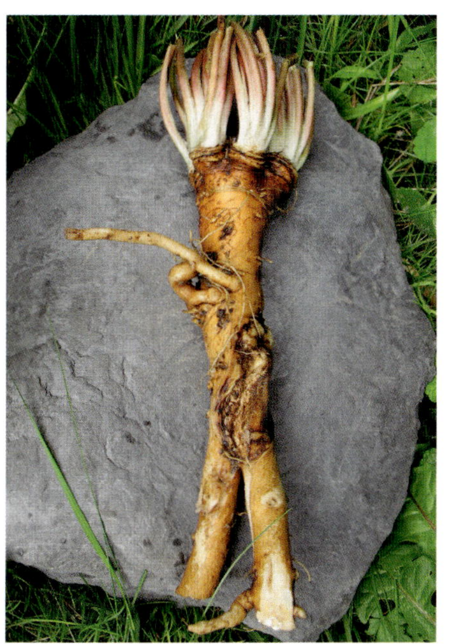

Im August ausgegrabene Löwenzahnwurzel mit Blattansatz.

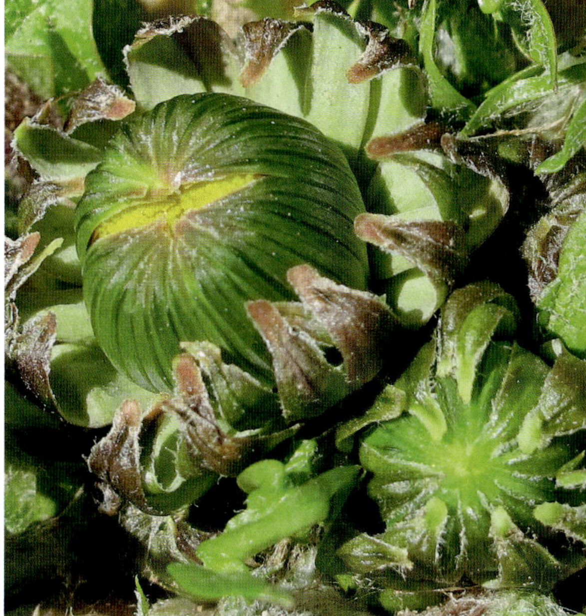

Die äußeren Hüllblätter der Löwenzahnblüten entfalten sich noch am Boden.

Für klare Sicht

In der alten europäischen Volksheilkunde wurde laut Otto Brunfels das Wasser der Blüten (wahrscheinlich ist hier Destillat gemeint) im Mai für klare Sicht und klare Augen genommen.[46] Oder es wurde der Saft bei zunehmendem Mond mehrmals täglich in die Augen geträufelt: gegen Flügelfell (Pterygium) oder Flecken vor den Augen, nachdem die Augen zuvor mit Fenchelwasser gewaschen wurden. Auch Pfarrer Künzle empfahl, für eine klare Sicht frischen Löwenzahnsaft von einem Blütenstängel in die Augen zu träufeln. Mit dieser Anwendungsform habe ich außer bei mir selbst kaum Erfahrung. Es brennt jedenfalls nicht, fördert die Tränensekretion und ist etwas klebrig.

Amulett gegen Augenerkrankungen

Ein Amulett aus sieben oder neun an Sankt Bartholomäus (24. August, wenn die Sonne in die Jungfrau zieht) vor Sonnenaufgang ausgegrabenen Löwenzahnwurzeln sollte in früheren Zeiten gegen Augenkrankheiten schützen.

Löwenzahn und Löwenkopf

Wenn der Kopf »zu groß«, also angeschwollen ist, hilft Löwenzahn, ihn wieder abzuschwellen. Auch im übertragenen Sinne lindert er Beschwerden, die dadurch entstanden sind, dass uns »etwas in den Kopf gestiegen ist«. Löwenzahn hat deutliche absenkende, abschwellende und ausleitende Wirkungen, besonders auf Kopf, Hals und Sinnesorgane wie Augen, Nase, Mund, Rachen und Ohren.

In China half die dort wachsende mongolische Löwenzahnart in Forschungsuntersuchungen an 88 Patienten bei akuter Mandelentzündung, an 45 Patienten zusammen mit asiatischen Färberwaidwurzeln (*Isatis tinctoria* L.) bei Halsschmerzen, an 16 Patienten bei verschwommener Sicht innerlich und zusätzlich als Augentropfen eingenommen sowie an 40 Patienten als Paste aufgetragen bei Ohrspeicheldrüsen-Entzündung (Mumps), wie sich im Buch von Chen und Chen nachlesen lässt.

Schwellungen im Gesichts- und Kopfbereich

Öfter habe ich diesen besonderen Bezug zu Kopfsymptomen in meiner Praxis beobachten können: Bei Schwellungen des Kopfes oder Gesichtes aus unterschiedlichsten Gründen, zum Beispiel nach Kopfverletzungen, Operationen, Lymphstau, hat die Löwenzahnstängel-Kur oder die Einnahme der Urtinktur (3-mal täglich 10 bis 20 Tropfen für mindestens 3 Wochen) schon gute Resultate gebracht. Richtig bewusst geworden ist mir das erstmals bei einem Familienvater, der mich um ein Heilkraut für erhöhten Blutdruck und erhöhtes Cholesterin bat. Ich übernachtete im Haus dieser Familie in Grönland, und mir fiel beim Eintreten immer die Löwenzahnpflanze auf, die gerade an ihrer Türschwelle wuchs. Ich empfahl ihm eine Löwenzahnkur, die er wohl konsequent durchführte. Jedenfalls wurde mir später, als ich schon lange zurück in der Schweiz war, berichtet, dass es ihm geholfen habe und er sehr froh sei, dass vor allem seine Neigung zu Gesichtsschwellungen sehr abgenommen hätte. Es lohnt sich immer, einen Blick auf die Pflanzen vor der eigenen Haustür zu werfen.

Auch einem anderen Patienten konnte mit Löwenzahn-Urtinktur zusammen mit Kräutern der TCM sehr geholfen werden. Er hatte aufgrund einer Verletzung mehrere Operationen im Kopfbereich benötigt. Der Lymphabfluss aus dem operierten Gebiet war noch nicht gut, und es bestanden Gewebsschwellungen

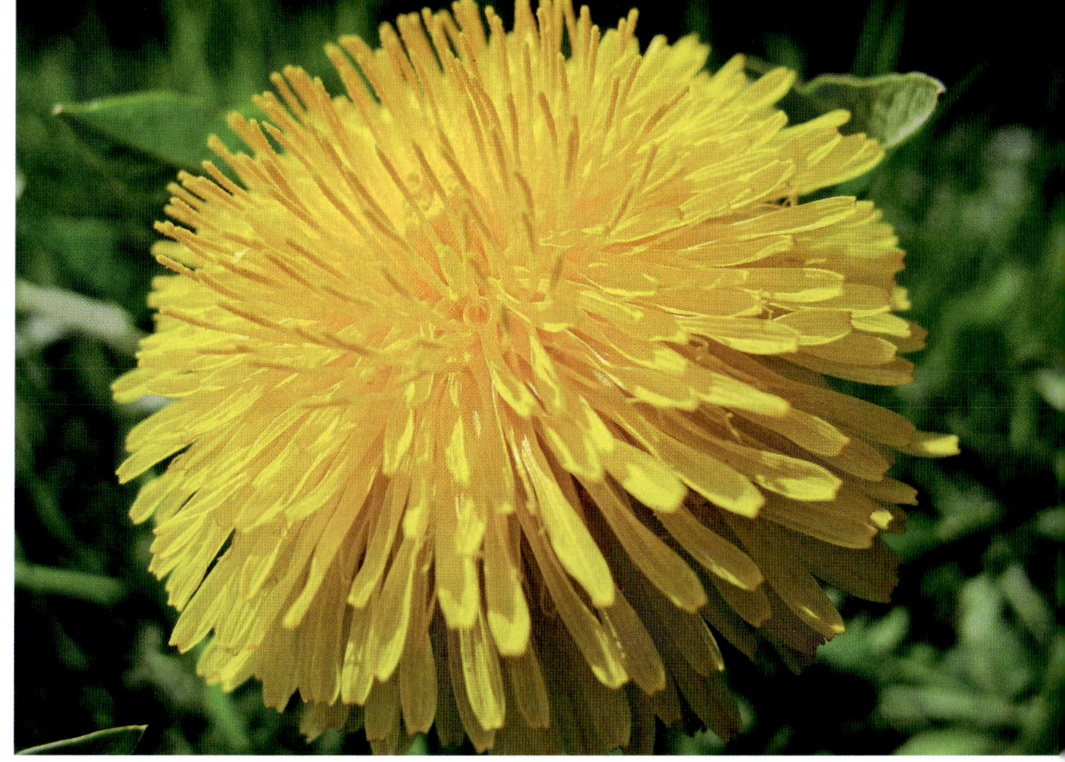

Fast vollständig entfaltete Löwenzahnblüte kurz vor Mittag.

und Rötungen. Zudem hatte sich noch eine allergische Hautreaktion am ganzen Körper eingestellt – mit Juckreiz, der nach fast jeder Medikamentengabe schlimmer wurde. So mussten die weiteren Operationen wegen der Allergie aufgeschoben werden.

Nach etwa zwei Wochen Einnahme von Löwenzahntinktur zusammen mit energiestärkenden TCM-Kräutern und Akupunktur besserten sich die Kopfschwellungen und auch die Hautbeschwerden. Ungefähr nach drei oder vier Wochen war die Allergie ganz weg. Nach meiner Einschätzung hatten insbesondere die abschwellenden Kräfte des Löwenzahns hier Wirkung gezeigt. Auch schrieb ich die rasche Besserung der Hautprobleme der günstigen Wirkung des Löwenzahns auf den Leberstoffwechsel und die Ausscheidungsfunktionen zu.

Chronische Nasennebenhöhlen-Entzündungen (Sinusitis) und andere Entzündungen im Kopfbereich

Ebenfalls auf der absenkenden, abschwellenden und zudem entzündungshemmenden Wirkung beruht der traditionelle Einsatz von Löwenzahn bei diesen Beschwerden. Die Tinktur wird bei chronischen Entzündungen der Knochen um Augen, Nase und Ohren sowie bei Zahnwurzelentzündung mit Knochenentkalkungen im Kiefer eingesetzt und zudem, wie im Abschnitt zu den Augen er-

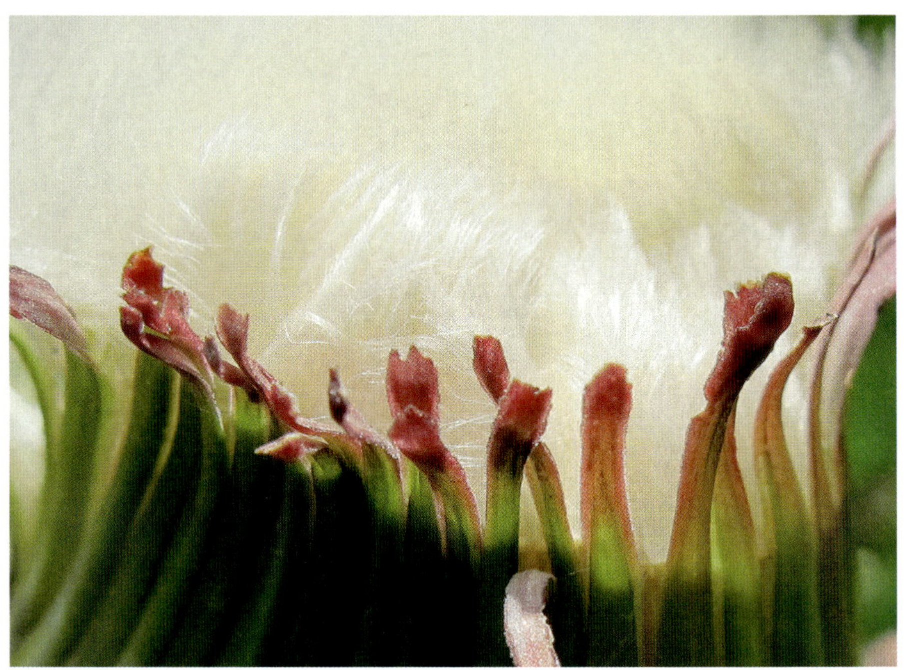

Aufgehende Pusteblume.

wähnt, auch bei Heuschnupfen. Auch in der Forschung gibt es Hinweise auf die antibakteriellen, entzündungswidrigen und antiviralen Wirkungen.[48] Löwenzahn wird hierbei vor allem bei Beschwerden mit Entzündungszeichen verwendet, die aufgrund von »Hitze« im Sinne der TCM entstanden sind. Das kann an Zeichen wie brennenden Beschwerden, gelbem Sekret, Rötungen, Neigung zu Trockenheit oder Juckreiz, Durstgefühl, roter Zunge und eventuell gelbem Zungenbelag erkannt werden. Oder es sind Beschwerden, die schon lange bestehen. Sollten eher wässrige, klare oder weiße Sekrete mit viel Naselaufen, Augentränen ohne Brennen oder Juckreiz auftreten, würde ich andere Heilpflanzen wie zum Beispiel Schachtelhalm oder Thymian wählen.

Infektionskrankheiten, Fieber, Gliederschmerzen

Wechselfieber bei Kindern

Matthew Wood, ein amerikanischer Kräuterarzt, beschreibt diese Anwendungsweise: Er setzt Löwenzahn bei Kindern mit Wechselfieber ein, das mit heißem Kopf, jedoch kalten Händen und Füßen einhergeht. Er erwähnt hierzu, dass die homöopathische Zubereitung gerade bei Kindern ebenfalls wirksam sei.

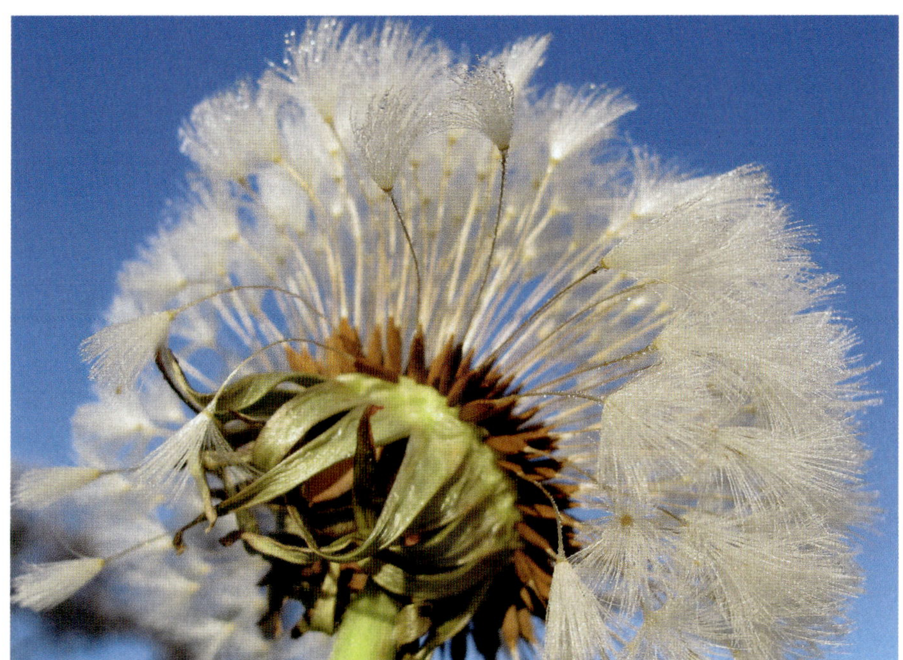

Pusteblume bei Sonnenaufgang.

Husten, Fieber, Halsweh und Entzündungen

In den Volkstraditionen Europas, Russlands, Nordamerikas und Chinas wurde und wird bis heute Löwenzahn als Mittel bei Husten, Fieber und Halsweh eingesetzt. In Nordamerika trank man die Abkochung aus der ganzen Pflanze. In Russland rauchte man offenbar Löwenzahnblätter wie Tabak.

In Europa wurde frisches Löwenzahnkraut bei Drei- oder Viertagefieber eingesetzt, indem es zerhackt und in Weißwein eingelegt wurde. Da die Fieberschübe bei diesen Erkrankungen sehr präzise alle drei oder vier Tage auftreten, ähnlich dem Fieberverlauf bei Malaria, die in früheren Zeiten auch in gewässerreichen Gebieten Europas und Deutschlands vorkam, kann es durchaus sein, dass hier von Malaria die Rede ist. Man trank bei dieser Art Fieber etwa eine Stunde vor Beginn des nächsten Fieberschubes 1 Glas der Löwenzahnzubereitung.

Auch drei bis vier Löffel destilliertes Löwenzahnwasser aus der ganzen Pflanze oder den Blüten oder 50 ml aus der frischen Pflanze gepresster Saft wurden bei Fieber, Husten oder Entzündungen eingenommen. Dies galt als fiebersenkend, hustenstillend, entzündungshemmend und beruhigend. Abkochung von Löwenzahnkraut in halb Wasser und halb Wein wurde zu den gleichen Zwecken eingenommen.

Brennende Gliederschmerzen

In Europa machte man hierfür Umschläge mit Tüchern, die in destilliertem Löwenzahnwasser getränkt waren.

Löwenzahn mit Veilchen bei hitzigen Kopfschmerzen, Husten und Halsschwellungen

Veilchen hat dem Löwenzahn ähnliche kühlende, entzündungshemmende und absenkende Heilwirkungen und verstärkt in Kombination mit ihm die absenkende Wirkung auf zu viel Hitze im Kopf, bei Kopfweh mit Hitzegefühl und bei Halsschwellungen und -entzündungen. In China und in der europäischen Volksmedizin, zum Beispiel bei Pfarrer Kneipp[49], war und ist diese Anwendungsform bekannt. Auch bei Hauterkrankungen wird Löwenzahn zusammen mit Veilchen eingesetzt (siehe Seite 78).

Gerade, als ich überlegte, ob diese Pflanzenkombination hier erwähnt werden sollte, erzählte mir mein Vater, er habe bei einem Spaziergang im Januar ein blühendes Veilchen gesehen, und sang mir dieses Lied von Carl Reinecke dazu vor:

»Ei, Veilchen, liebes Veilchen,
so sag doch einmal an,
warum gehst du ein Weilchen,
den Blumen all voran?

Weil ich doch bin so kleine,
drum komm ich vor dem Mai!
Denn käm ich nicht alleine,
gingt ihr an mir vorbei!«

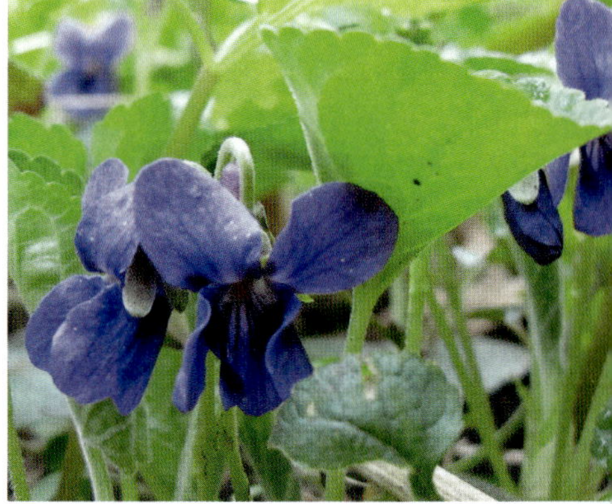

Wohlriechendes Veilchen, *Viola odorata* L.

Löwenzahn-Veilchen-Breiumschlag bei Halsentzündungen und Schwellungen
Je 1 Teil frisches Veilchenkraut und 1 Teil frisches Löwenzahnkraut (jeweils mit oder ohne Wurzeln) werden zu einem Brei zerstampft, auf ein Küchentuch (oder Klarsichtfolie) aufgebracht und auf den Hals aufgelegt. 20 bis 30 Minuten wirken lassen.

Löwenzahn-Veilchen-Tee bei hitzigen Kopfschmerzen, Husten und Halsentzündung nach Pfarrer Kneipp
Je 1 kleine Handvoll frisches oder getrocknetes zerkleinertes Löwenzahnkraut und Veilchenkraut (mit oder ohne Wurzeln) werden mit ½ Liter kochendem Wasser überbrüht, zugedeckt 10 Minuten ziehen gelassen und über den Tag verteilt warm getrunken. Bei Halsentzündungen wird mehrmals täglich damit gegurgelt. Pfarrer Kneipp empfahl, Kindern mit entzündlichem Halsweh oder Husten 2 bis 3 Esslöffel davon alle 2 bis 3 Stunden zu geben.

Milchstau, Brustdrüsenentzündung und Geburtserleichterung

Die absenkende Wirkung ist es auch, welche die volksmedizinische Anwendung des Löwenzahns bei frauenheilkundlichen Themen bedingt, auf die viele seiner alten Namen hinweisen. Auch in der TCM, in Russland und Nordamerika wird Löwenzahn hierfür eingesetzt.

Milchstau und Brustentzündung
Bei gestauter Muttermilch, was mit Hitzezeichen wie Rötungen, Wärmegefühl und prallen schmerzhaften Stellen an der Brust einhergehen kann, wurden Umschläge aus zerstampftem, frischem Löwenzahnkraut gemacht. Dies wurde durch die Einnahme einer Löwenzahnabkochung, eines Tees aus Kraut und Wurzel oder des Frischsaftes unterstützt. Am stärksten soll die Kombination des Umschlags mit der Einnahme der warmen Abkochung wirken. In China wird diese Kombination bis heute auch bei Brustdrüsenentzündung und Brustdrüsenabszess eingesetzt. Ein Abszess ist eine entzündliche schmerzhafte Eiterbildung in der Haut oder Unterhaut, die mit Fieber einhergehen kann und bei der man sich in ärztliche Behandlung begeben sollte.

Löwenzahnabkochung nach TCM

Pro Tag 10 bis 30 g zerkleinerte getrocknete Pflanze mit Wurzel in 1 Liter kaltem Wasser 1 Stunde einweichen, dann 15 bis 20 Minuten auf kleiner Flamme zugedeckt kochen. In eine Thermoskanne absieben und über den Tag verteilt warm trinken. Man kann auch die frische Pflanze zubereiten, dann entfällt das Einweichen vor dem Kochen.

Löwenzahn-Breiumschlag

Für äußere Anwendungen als Umschlag wird eine große Menge frisches Kraut zerstampft und direkt auf die Brust aufgelegt. Man kann den Brei mit Haushaltsfolie, die um den ganzen Brustkorb herumgewickelt wird, für die Einwirkzeit von ungefähr 1 Stunde befestigen.

Erleichterung der Geburt

In Russland, China und bei nordamerikanischen Indianern gibt man Gebärenden die beschriebene Löwenzahnabkochung zu trinken, um den Geburtsvorgang zu erleichtern und Schmerzen zu lindern. Von Navajo-Indianern wurde Sumpf-Löwenzahn (*Taraxacum palustre* var. *vulgare*) zur Geburtsbeschleunigung eingesetzt, dies in Form eines Kaltauszugs der Pflanze, der von der Gebärenden getrunken wurde.

Geburtstee mit Löwenzahn und Frauenmantel

Ich verordne Frauen, die für die Geburt bereit sind, gern für den Geburtstermin eine Teemischung aus 50 g getrocknetem Löwenzahnkraut und 50 g getrocknetem Frauenmantelkraut (*Alchemilla vulgaris* L.). Davon wird 1 gehäufter Teelöffel mit 1 Tasse kochendem Wasser aufgebrüht, zugedeckt 10 Minuten ziehen gelassen und 3- bis 4-mal täglich 1 Tasse getrunken. Löwenzahn hilft durch seine absenkende Wirkung, Frauenmantel stärkt die Gebärmuttermuskulatur und wirkt blutstillend, beide Pflanzen haben zudem antiinfektiöse Eigenschaften. Voraussetzung ist, dass mit der Schwangerschaft alles in Ordnung und der Geburtstermin erreicht ist.

Anregen des Milchflusses

In China wird die Löwenzahnabkochung auch zur Förderung des Milchflusses verabreicht, besonders wenn dieser durch »Hitze« zu schwach ist. Anzeichen für

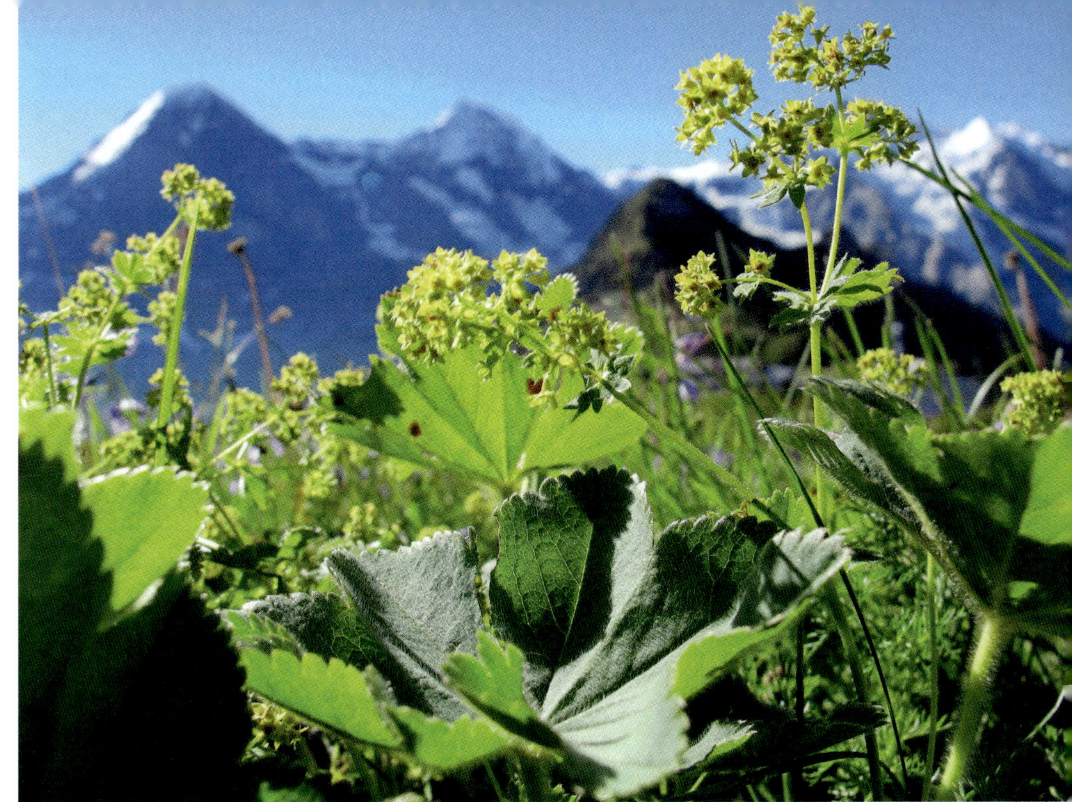

Frauenmantelkraut in der Blüte, *Alchemilla vulgaris* L.

Hitze nach den Kriterien der TCM sind zum Beispiel Durstgefühl, Mundtrockenheit, Verstopfungsneigung, Hitzegefühl, rote Zunge, rascher Puls, Unruhegefühl. Auch nordamerikanische Indianer benutzten die Löwenzahnwurzel für diesen Zweck.

Blätterabkochung bei Menstruationsschmerzen
Nordamerikanische Indianer setzten eine Abkochung aus jungen Löwenzahnblättern oder Tee aus den Blüten bei schmerzhafter Regelblutung ein.

Unterleibsbeschwerden von Mann und Frau

In Russland wurde Löwenzahn bei allen Unterleibsbeschwerden, das sind Erkrankungen der Sexualorgane und der ausleitenden Harnwege, eingenommen. In Nordamerika galten Waschungen mit Löwenzahnwurzel-Abkochungen als »Liebesmedizin« und wurden zudem bei Hodenquetschungen eingesetzt. Breiumschläge aus zerstampften Blüten halfen bei Hodenschwellungen.

Rücken- und andere Schmerzen

Wurzel, Wurzelrinde und Blüten des Löwenzahns waren in Nordamerika Bestandteil einer schmerzstillenden Abkochung oder eines Tees. Wenn andere Mittel versagten, nahm man Löwenzahnwurzel-Tee gegen Brustschmerzen ein.

Hauterkrankungen

Rötungen, Entzündungen, Nesselsucht, Juckreiz

Bei Hauterkrankungen, die mit Rötungen, Entzündungen, Eiterbildung, Schwellung, Juckreiz oder Brennen einhergehen, kann Löwenzahn hilfreich sein. In der Forschung wurden mehrheitlich entzündungshemmende, vor schädlichen Einwirkungen schützende und antioxidative (Abbauprozesse verhindernde) Wirkungen des Löwenzahns gefunden[50], die diese Anwendung unterstützen. Auch fand man deutliche wachstumsfördernde Effekte der Wurzel auf das Bindegewebe.[51]

Bei Hauterkrankungen verordne ich meist eine individuelle Kräutermischung, die Löwenzahn mit anderen Heilpflanzen kombiniert. Dazu sollten die Ernährungsgewohnheiten überprüft werden, die manchmal die Ursache der Erkrankung darstellen. Denn oftmals (aber nicht immer) stehen Störungen des Magen-Darm-Trakts mit Hauterkrankungen im Zusammenhang.

Auch allein angewendet, hat Löwenzahn in Form der Tinktur bei allergischen Hauterkrankungen wie Nesselsucht schon gute Heilerfolge gebracht, insbesondere wenn die Beschwerden nach Belastungen durch Schadstoffe oder Medikamente auftraten.

Löwenzahntinktur bei Hauterkrankungen

3-mal täglich werden 10 bis 20 Tropfen Löwenzahn-Urtinktur vor den Mahlzeiten pur oder in etwas Wasser eingenommen. Dies so lange, bis die Beschwerden besser sind, das kann mehrere Wochen dauern. Wenn sich nach 2 bis 3 Wochen gar keine Änderung zeigt, sollte man sich beraten lassen, um auf andere Kräuter zu wechseln.

Der Fall einer Frau nach den Wechseljahren ist hierzu ein Beispiel: Ihr half die Löwenzahn-Urtinktur gegen allgemeinen Juckreiz der Haut am ganzen Körper, die auch eher zu Trockenheit neigte, schon nach ein paar Tagen Einnahme. Auch die begleitende Tendenz zu Stuhlverstopfung besserte sich. Löwenzahntinktur kann ebenfalls bei allgemeinem Juckreiz von trockener Altershaut Abhilfe schaffen.

In China wurde an 51 Patienten mit Verbrennungswunden die heilende Wirkung des Löwenzahns aufgezeigt. Hierbei wurde die innerliche Einnahme einer Löwenzahnzubereitung mit äußerlich durchgeführten Hautumschlägen aus Löwenzahnpaste kombiniert, wie Chen et al. 2004 beschreiben.

Löwenzahnblüten-Tee bei Hautekzemen

Auch in dieser Form kann Löwenzahn für die Haut eingesetzt werden. Man sollte hierzu täglich 3-mal einen Tee aus 1 gehäuften Teelöffel getrockneter Blüten einnehmen. Dies solange, bis die Beschwerden besser sind. Die Blüten sollten am Morgen gepflückt werden, wenn sie zum ersten Mal aufblühen und die innere Blüte noch geschlossen ist. So kann man den Bienen zuvorkommen und den Nektar erhalten. Die Blüten werden an einem luftigen dunklen Ort getrocknet, wodurch die Farbe erhalten bleibt. So gesammelt, schmeckt der Tee angenehm

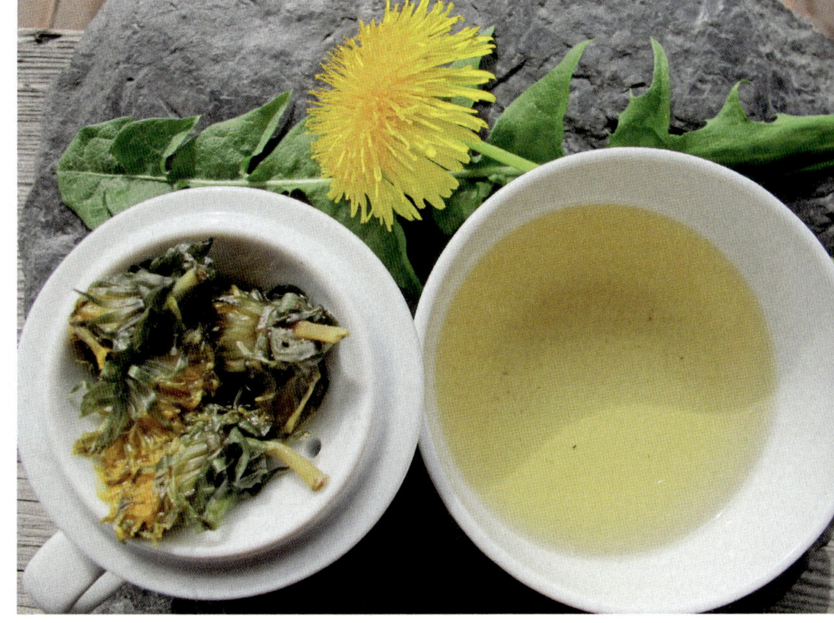

Tee aus getrockneten Löwenzahnblüten (rechts), ein gehäufter Teelöffel oder vier Blüten pro Tasse kochendes Wasser, zehn Minuten gezogen und abgesiebt. Links das ausgekochte Kraut, oben frische Löwenzahnblüte und Blatt. Der Geschmack ist mild und nicht bitter.

duftend, etwas nach Spargel und nicht bitter. Dieser Tee wird in der Volksheilkunde laut Maria Thun auch bei Hautekzemen im Zusammenhang mit Leberstörungen genutzt.[52]

Abszesse (Eiterbeulen), chronische Hautgeschwüre, Wunden, Flechten, Krätze, Milchschorf und infizierte Schlangenbisse

In China, Nordamerika, Russland und Europa kennt man diese Einsatzgebiete für den Löwenzahn. In China werden hierbei Umschläge aus frischem gestampftem Kraut gemacht, oft in Kombination mit der Einnahme einer Löwenzahnabkochung. Dies gilt dort bei allen Arten von Abszessen als heilwirksam, seien es solche der Haut, der Brust, der Speicheldrüsen oder sogar bei Darmabszessen. Bei Abszessen sollte man sich in ärztliche Behandlung begeben.

In Europa wurden Umschläge mit Tüchern gemacht, die in destilliertem Löwenzahnwasser getränkt waren, und Wunden wurden mit diesem Wasser ausgewaschen. Oftmals kombinierte man dies mit der Einnahme von Löwenzahnblüten-Wasser oder anderen Zubereitungen. Auch Löwenzahnsaft mit Leinöl oder Mandelöl und Klatschmohnsirup (aus *Papaver rhoeas* L.) vermischt, galt als äußerlich verwendetes heilsames Öl für Wunden, Hautgeschwüre und Fisteln.

In Bier gekochtes Kraut und Blüten wurden in Russland zu Umschlägen bei Geschwüren eingesetzt. Löwenzahnsaft wurde dort mit Schweinefett zu einer Salbe verarbeitet und bei Scrophulose aufgetragen. Bei Flechten, Krätze, Milchschorf und Geschwüren wurde Abkochung aus Löwenzahnblüten getrunken.

Pfarrer Künzles Rezept bei Hautausschlägen, Hautfurunkeln, Rufen und Flechten

2 Teile getrocknete Löwenzahnwurzel, 1 Teil getrocknete Mutterwurz (Alpen-Liebstock, *Ligusticum mutellina* Crantz), das ganze Kraut oder nur die Wurzel, und etwas Kümmel wurden zu einem Pulver zerrieben. Davon wurde 3-mal täglich über 8 bis 12 Wochen 1 Esslöffel voll eingenommen. Bei Kindern mit Hautausschlägen oder Pickeln empfahl er, über den Tag verteilt in kleinen Portionen insgesamt 1 Tasse Löwenzahnwurzel-Tee zu trinken, dies 8 bis 10 Tage lang.

Löwenzahn und Veilchen für die Haut

In China und Europa kombiniert man bei Wunden, Verletzungen und Geschwüren der Haut Löwenzahn mit Veilchenkraut. In China wird das chinesische Veil-

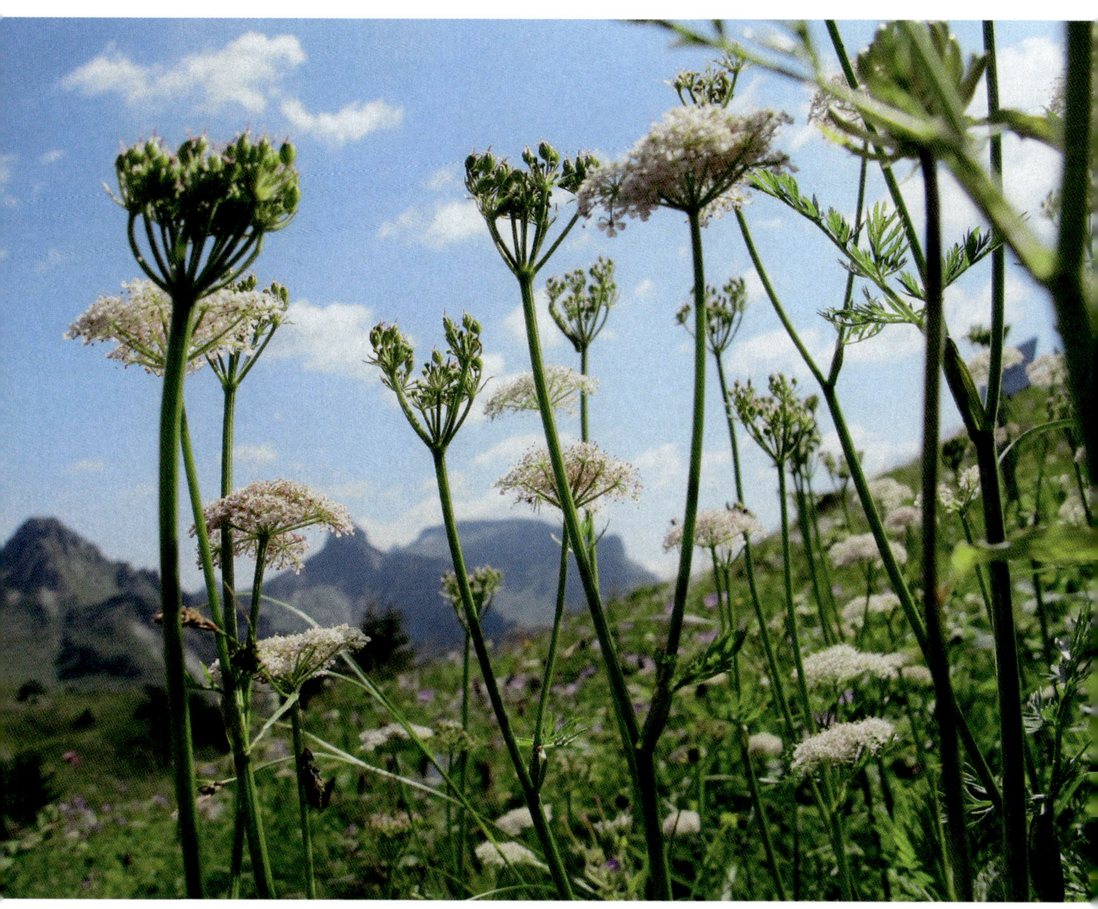

Mutterwurz. Will man sie selbst sammeln, sollte man sie sicher von giftigen Pflanzen unterscheiden können, mit denen sie verwechselt werden kann. Sie wird zusammen mit Löwenzahn und Kümmel bei Hauterkrankungen eingesetzt.

chen genommen (*Viola yedoensis* Mak., auch *Viola philippica* Cav. genannt) und zusammen mit Löwenzahn und weiteren Pflanzen (Japanische Geißblatt-Blütenknospen, *Lonicera japonica* Thunb., und wilde Chrysanthemenblüten, *Flos Chrysanthemi indici*) als Breiumschlag der frischen zerstampften Pflanzenmischung aufgelegt und/oder als Abkochung eingenommen. Auch das hierzulande wachsende wohlriechende Veilchenkraut, *Viola odorata* L., wurde in der europäischen Kräutertradition zusammen mit Löwenzahn in Form von Breiumschlägen aus zerquetschten Blättern beider Pflanzen bei Hautgeschwüren und, wie oben erwähnt, bei Halsschwellungen und hitzigem Kopfweh genutzt.

Ein Schönheitsmittel

In Europa, Russland und Nordamerika galt Löwenzahn als Schönheitsmittel. Destilliertes Wasser aus Löwenzahnblättern oder der ganzen Pflanze wurde in der europäischen Volksmedizin wegen seiner hautreinigenden Wirkung sehr gepriesen. Es soll Sommersprossen, rote und andere Hautflecken entfernen, wenn man Gesicht und Augen damit wäscht und es eintrocknen lässt.

In Nordamerika wurde eine Teemischung, die unter anderem Löwenzahnpflanzen mit Wurzeln enthielt, getrunken und äußerlich als Waschung bei Leberflecken gebraucht. Bei Hauterkrankungen, die »durch schlechtes Blut« verursacht waren, trank man eine Abkochung aus Wurzeln und Wurzelrinden. Mit »schlechtem Blut« wurden Zustände bezeichnet, die zum Beispiel durch ungesunde Ernährung, nach Infektionserkrankungen oder bei Verdauungsstörungen entstehen können. Wichtig ist, dass man Leberflecken regelmäßig ärztlich auf Veränderungen kontrollieren lassen sollte.

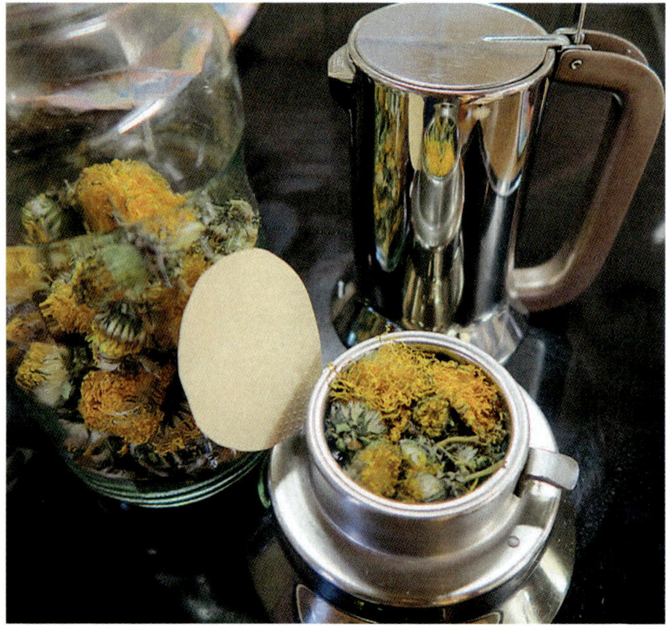

Herstellung von Löwenzahnblütenwasser mit einem Espressokocher.

Löwenzahnblüten-Gesichtswasser

Die früher als Destillate bezeichneten Extrakte werden heute in der Regel Hydrolate genannt und sind auch im Handel erhältlich. Ein echtes Hydrolat ist ein mithilfe von heißem Wasserdampf und häufig unter Druck hergestellter Pflanzenauszug. Zum Ausprobieren lässt sich ein ähnlicher wässriger Blütenauszug auf sehr vereinfachte Weise selbst herstellen. Dazu braucht man einen zuvor gut gereinigten Espressokocher. Das Pflanzenmaterial (zum Beispiel hier getrocknete Blüten) wird sehr dicht in den Siebeinsatz des Espressokochers gefüllt. Damit die Maschine nicht verstopft, ein passendes rund zurechtgeschnittenes Stück Kaffeefilterpapier auf die Blüten legen. Den unteren Teil der Kanne mit Wasser füllen, den Aufsatz daraufschrauben und die Flüssigkeit auf dem Herd hochkochen lassen. Man erhält ein gelb gefärbtes Blütenwasser, das zwar nicht so konzentriert ist wie ein echtes Hydrolat, dafür einfacher und rascher in der Herstellung.

Das Blütenwasser kann auch wie ein Tee getrunken werden und schmeckt recht angenehm.

Für die Zubereitung eignen sich ebenso frische Blüten, frische oder getrocknete Blätter oder Wurzeln. Für eine längere Haltbarkeit des Blütenwassers sind sämtliche zur Herstellung und Aufbewahrung verwendeten Gefäße gründlich zu reinigen und vor der Verwendung in kochendem Wasser auszukochen. Das fertige Blütenwasser hält sich (ohne Alkoholzusatz) im Kühlschrank ein paar Tage bis maximal eine Woche.

Löwenzahnsalbe

500 g Schweineschmalz oder Kokosfett in einer großen Pfanne erhitzen, bis es flüssig ist. Dann gibt man 4 gute Handvoll frische Löwenzahnblüten hinein und lässt es kurz aufschäumen beziehungsweise aufkochen. Gut umrühren, vom Herd nehmen und zugedeckt in der Pfanne über Nacht abkühlen lassen. Am nächsten Tag die Pfanne wieder erwärmen, bis alles gut flüssig ist, ohne zu kochen. Dann das Ganze durch ein sauberes Küchentuch oder Sieb filtern und die Kräuter gut auspressen. Die Salbe in gut verschließbare Gläser füllen und im Kühlschrank aufbewahren. Man kann sie als sonnige Körpersalbe für Hautflecken, Schrunden, raue Stellen, kleine Verletzungen oder als Massagesalbe bei Muskelverspannungen einsetzen.

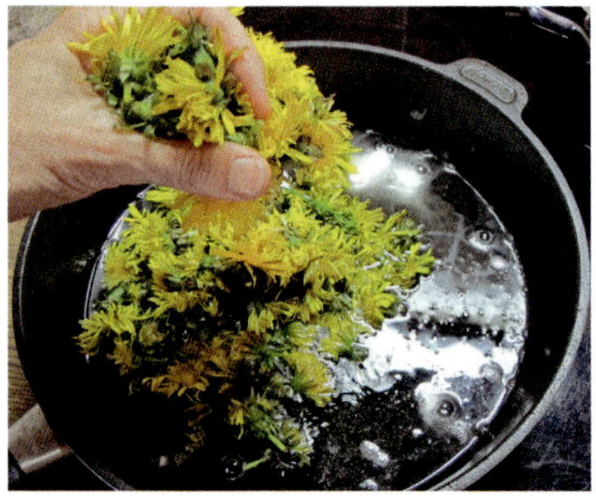

Frische Blüten werden ins warme Fett gegeben.

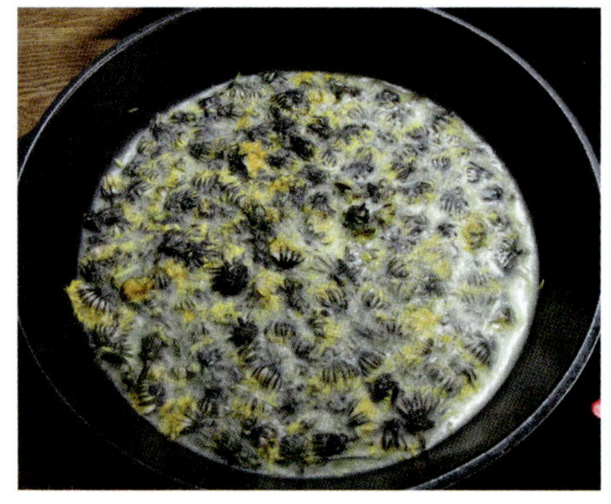

Die abgekühlte erstarrte Fett-Blüten-Mischung.

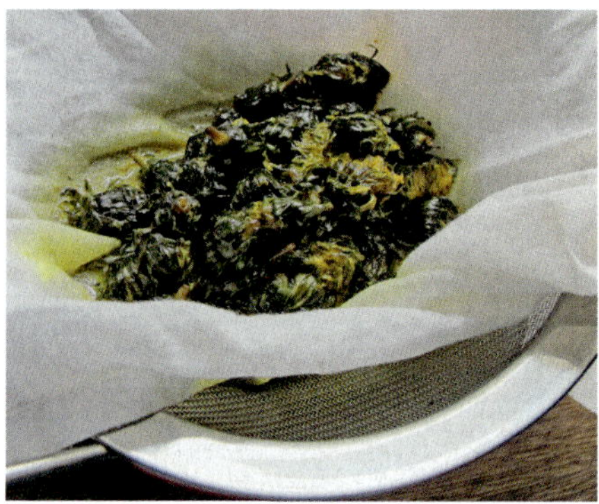

Die wieder erwärmte Mischung wird durch ein Tuch gefiltert.

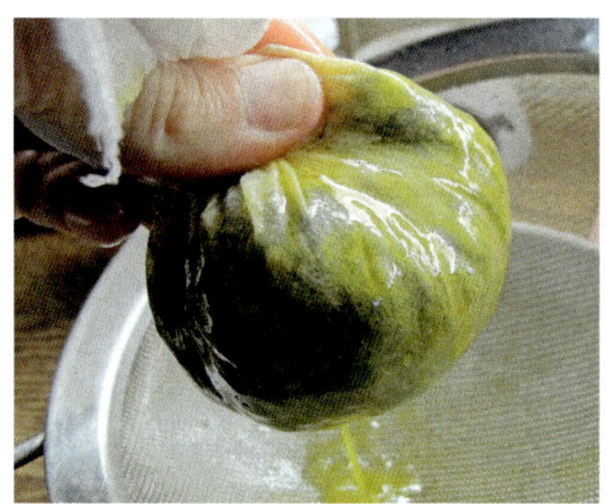

Auspressen der flüssigen Salbe, die abgekühlt fest wird.

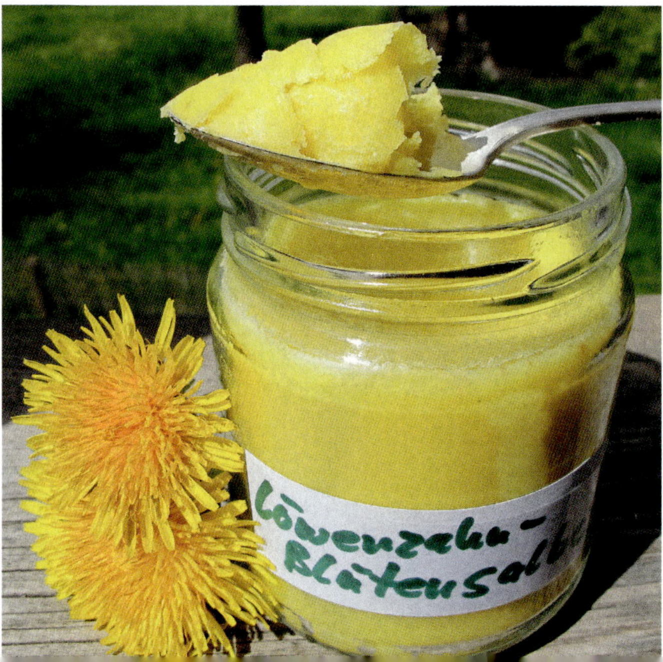

Löwenzahnblüten-Hautöl

Frische Löwenzahnblüten, die sich gerade öffnen, gut ausschütteln, um sie von möglichen Insekten zu befreien. Nicht waschen, sondern direkt in ein sauberes Schraubglas füllen. Mit gutem Sonnenblumen- oder Olivenöl auffüllen, sodass alle Blüten mit Öl bedeckt sind. Das Schraubglas gut schließen und bei Zimmertemperatur an einem dunklen Ort 3 bis 4 Wochen aufbewahren. Dann das Öl filtern und in eine dunkle verschließbare Flasche füllen. 1-mal täglich, abends die Haut damit einmassieren.

Man kann die Hälfte der Löwenzahnblüten durch frische, sehr klein geschnittene Frauenmantelwurzeln ersetzen, die vor dem Schneiden gut gewaschen und abgetrocknet wurden. Ihnen wird aufgrund ihres hohen Tanningehaltes eine hautstraffende Wirkung zugeschrieben. Das Glas muss gut geschlossen werden, und das Öl sollte gut überstehen. Ansonsten kann es passieren, dass das Ganze zu gären oder zu faulen anfängt und weggeworfen werden muss.

Löwenzahnblätter-Öl

Auch aus frischen Löwenzahnblättern kann ein Hautöl hergestellt werden, das gegen braune Flecken und Sommersprossen wirken soll. Dazu nimmt man ge-

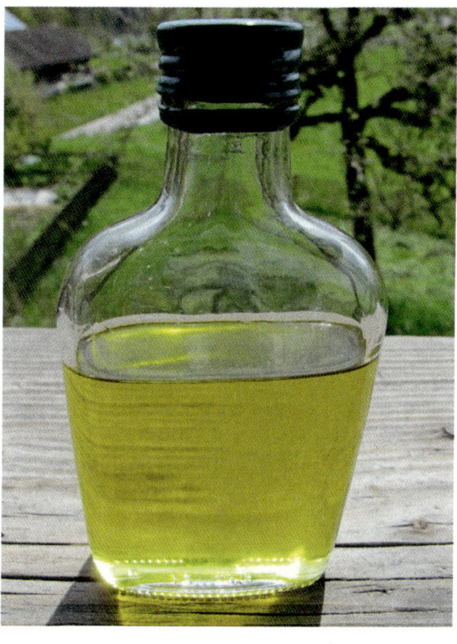

Fertiges Löwenzahnblätter-Öl.

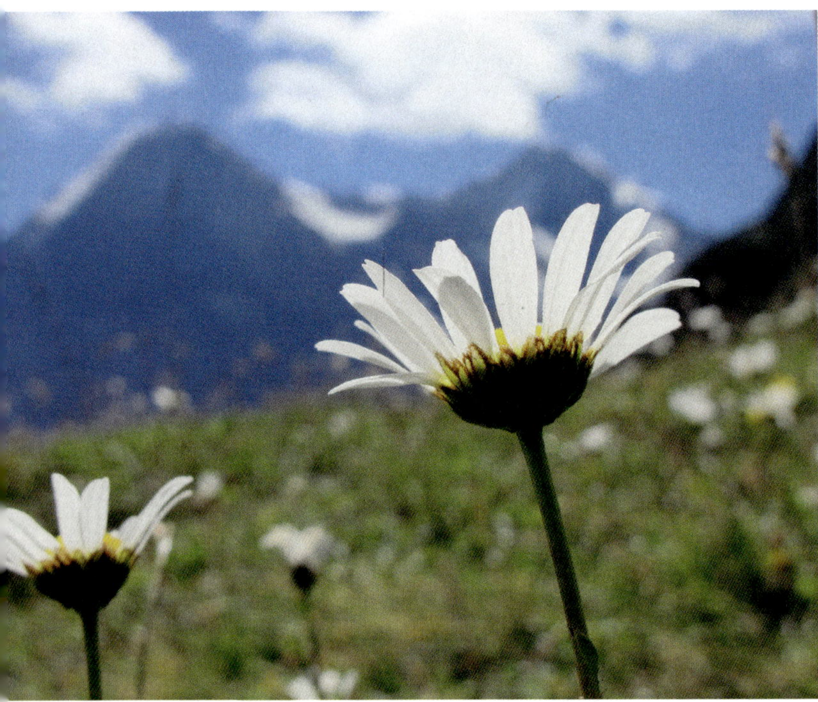

Wiesenmargerite, *Leucantheum vulgare* Lam.

waschene frische Löwenzahnblätter, schneidet sie klein, gibt sie in Öl, zum Beispiel Sonnenblumenöl. Auch Rhizinus- oder Jojobaöl sind geeignet, vor allem bei trockener Haut. Diese Mischung wird in einem Gefäß 10 Minuten in ein siedendes Wasserbad gestellt, sodass kein Wasser in das Öl geraten kann. Dann herausnehmen, abkühlen lassen und noch mindestens 3 Stunden mit einem sauberen Küchentuch bedeckt ziehen lassen. Danach in ein braunes Glas absieben und gut verschlossen dunkel aufbewahren. Das Öl wird 1-mal täglich, am besten abends, in die Haut einmassiert.

Wer zu Pickeln und Akne neigt, sollte keine Ölzubereitung nehmen. Hier besser Löwenzahntee innerlich einnehmen, die Löwenzahnstängel-Kur von Seite 49 machen oder täglich ein paar Blätter frisch essen. Bei Akne habe ich auch gute Erfahrungen mit der Einnahme von 1 Teelöffel Heilerde gemacht, die in 1 Glas Wasser eingerührt täglich getrunken wurde, mindestens 6 Wochen lang.

Chronische Müdigkeit, Auszehrung nach Fieber, für die Blutbildung

In der früheren europäischen Volksheilkunde sowie bei nordamerikanischen Indianern wurde Löwenzahn als Stärkungsmittel eingesetzt. Der englische Kräuterarzt Culpeper schrieb, man müsse ihn dazu eine Zeit lang als Suppengrün einnehmen, also frische Blätter zerkleinert einer Suppe zugeben. Ebenso bringe er Ruhe und Schlaf für den Körper, der durch Hitze von Fieberkrämpfen oder anderen Ursachen durcheinander sei.

Bei nordamerikanischen Indianern galt Löwenzahnsalat, Wurzeltee oder die Abkochung aus der ganzen Pflanze oder den Wurzeln als blutbildend. Außerdem stellte man aus Löwenzahn und Magerwiesenmargerite (*Leucantheum vulgare* Lam.) einen stärkenden Wein her. Da Löwenzahn aufgrund seiner wertvollen Inhaltsstoffe sehr mineralienreich und zudem nahrhaft ist, erscheinen diese Anwendungen auch aus heutiger Sicht sinnvoll. Will man bittere, kühlend wirkende Pflanzen wie den Löwenzahn als Kräftigungsmittel verwenden, wird er nach den Prinzipien der TCM sehr niedrig dosiert, wie bei folgender Kraftsuppe.

Löwenzahn-Rinder-Kraftsuppe

300 g Suppenfleisch vom Rind mit 3 Rindermarkknochen in einem großen Topf zuerst mit etwas Öl anbraten, dann mit mindestens 1½ Liter Wasser ablöschen, sodass alles gut bedeckt ist. Zum Kochen bringen, 2 Lorbeerblätter, 1 Teelöffel getrockneten zerkleinerten Rosmarin, 7 zerquetschte Wacholderbeeren sowie 4 Esslöffel Obstessig oder 100 ml Wein dazugeben und zugedeckt mindestens 4, besser 6 bis 12 Stunden, auf kleiner Flamme köcheln lassen. Dabei muss immer wieder Wasser oder Wein dazugegeben werden, sodass Fleisch und Knochen immer gut bedeckt sind. Mit Suppenwürze, Salz und Pfeffer abschmecken und kurz vor dem Servieren 1 Handvoll klein geschnittene Löwenzahnblätter obendrauf geben. Man kann das Fleisch vor dem Servieren aus der Brühe nehmen, klein schneiden und wieder in die Suppe geben. Das Knochenmark wird mitgegessen.

»Paule Paule Pupp Pupp Pupp.
Koch mir doch ne Wassersupp.
Aber nicht zu dick,
Dass ich nicht erstick.«

Mit diesem Spruch blasen die Kinder im Schwabenland die Schirmchen der Pusteblumen weg. Es hat wohl einen Zusammenhang mit der kräftigenden Löwenzahnsuppe.

Für Zähne und Knochen

Ich verwende frische Löwenzahnwurzel zur Zahnpflege, indem ich ein Stückchen davon nach einer Mahlzeit langsam kaue und schlucke. Die antiinfektiösen und mineralreichen Eigenschaften der Wurzel sprechen sehr für diese Verwendung, die eine alte Tradition zu haben scheint. Aufgrund der Bitterkeit ist dies aber nur für Erwachsene geeignet. Auch amerikanische Indianer, deren erstaunlich gesunde Zähne allen Europäern beim ersten Kontakt früher auffielen, betrieben laut Heinz J. Stammel eine explizite Zahnpflege, für die sie Löwenzahnarten und andere Pflanzen einsetzten. Löwenzahn-Blütenstängel wurden gegen Karies, Löwenzahnwurzeln gegen Zahnschmerzen gekaut. Auch wurde zur Reinigung der Zähne die zerfranste Wurzel einer nordamerikanischen Löwenzahnart und anderer Pflanzen ähnlich einer Zahnbürste benutzt. Dazu nahm man Tonerde und Pflanzenasche und spülte nach dem Putzen nacheinander mit kalten, warmen und heißen Kräuterauszügen. Dies wurde mehrmals täglich praktiziert.

Im alten China gab es laut Li Shizhen ebenfalls die Tradition, sich zweimal täglich die Zähne mit Löwenzahn einzureiben. Dies galt nicht nur als Medizin für die Zähne, sondern zudem gegen graues Haar und für jugendliches Aussehen.

Löwenzahn enthält wesentliche Mengen an Bor und Kalzium (10 g getrocknete Löwenzahnpflanzen, das sind 7 Teelöffel voll, enthalten laut James A. Duke 1 mg Bor und 200 mg Kalzium). Bor hat indirekt vorbeugende Wirkungen gegen Osteoporose (Knochenentkalkung), indem es den Östrogenspiegel beeinflusst. Auch auf Arthrose scheint Bor günstige Effekte zu haben. Das enthaltene Kalzium beugt ebenfalls Osteoporose vor, sodass Löwenzahn mindestens zwei günstige Effekte auf Knochen und Zähne besitzt, für die es auch Hinweise aus der Forschung gibt.[53] Zudem kann man sich aus der Löwenzahnwurzel nach einem alten chinesischen Rezept Zahnpflegepulver herstellen – siehe unten.

Früher galten Pflanzen, die weißen Milchsaft enthalten, als stärkend für Zähne und Knochen. Löwenzahn besitzt viel davon. Der Kräuterarzt Matthew Wood beschreibt, wie in einem Fall von Knochenentkalkung des Kiefers mit der Kombination von Löwenzahntinktur und Tinktur aus der Rinde der amerikanischen Weißeiche (*Quercus alba* L.) der Wiederaufbau des Knochens erreicht werden konnte, was durch Röntgenaufnahmen Bestätigung fand. Auch traditionelle Anwendungen bei Rückenschmerzen weisen auf einen Knochensubstanz auf-

Afrikanische Löwin beim Verzehren der Beute, Namibia.

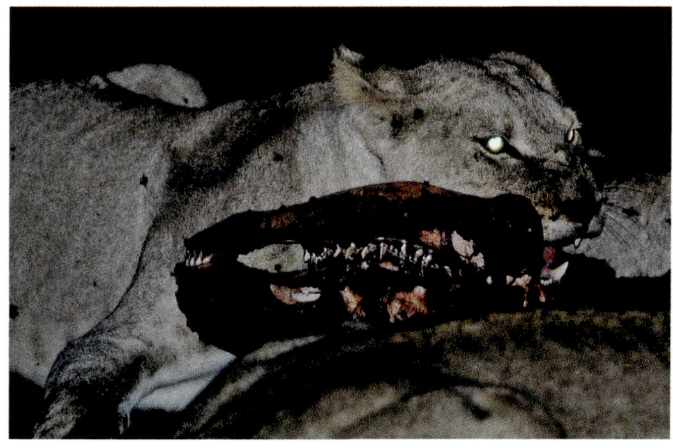

bauenden Effekt der Löwenzahnpflanze hin. Indigene nordamerikanische Heiler verwendeten Breiumschläge aus pulverisierten Blättern (von *Taraxacum officinale* ssp. *vulgare*) bei blauen Flecken. Knochenbrüche wurden mit zerkleinerten frischen Blättern verbunden.

Königliches Geheimrezept für Löwenzahn-Zahnpulver aus vorchristlicher Zeit

Ich habe mich entschlossen, Ihnen dieses besondere Rezept aus alter chinesischer Tradition nicht vorzuenthalten. Denn in der Schrift heißt es, wer dieses Rezept erhalte, solle es sehr schätzen und nicht leichtfertig weitersagen. Es sei ursprünglich Menschen mitgeteilt worden, die mit den Unsterblichen kommunizieren konnten. Es stamme von einem König des Staates Yue aus der Epoche von 475 bis 221 vor unserer Zeitrechnung. Dazu wird von Li Shizhen geschrieben: »Dieses Rezept stabilisiert die Zähne, stärkt Sehnen und Knochen und das Nieren-Wasser. Patienten unter 80 Jahren werden sehen können, dass ihr graues Haar und der Bart wieder schwarz werden und ihre ausgefallenen Zähne wieder nachwachsen. Jüngere Personen werden bei langer Anwendung gute Gesundheit selbst im Alter erhalten können.«

Löwenzahnwurzel-Zahnpulver

600 g ganze während der Blüte im Frühjahr oder im Herbst gesammelte Löwenzahnpflanzen mit Blüten und Wurzeln werden sauber gewaschen, im Schatten oder an einem dunklen luftigen Ort getrocknet und danach zu Pulver vermahlen. 40 g reines Salz (ohne irgendwelche Zusätze) und 20 g getrocknete Zyperngraswurzel (Xiangfu, Rhizoma Cyperi, in TCM-Kräuterapotheken erhältlich, kann aber auch weggelassen werden) werden ebenfalls zu Pulver vermahlen und mit dem Löwenzahn vermischt.

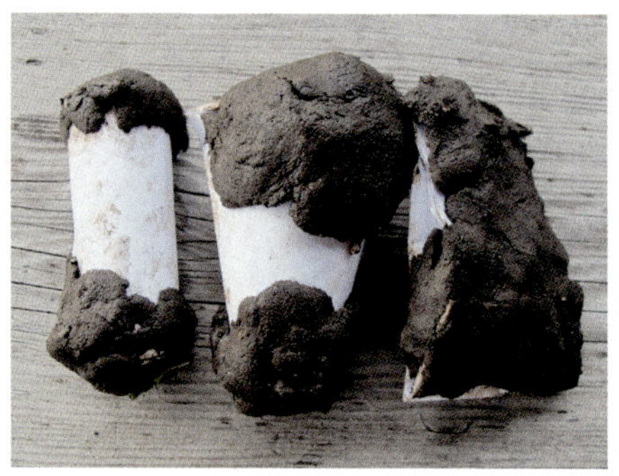

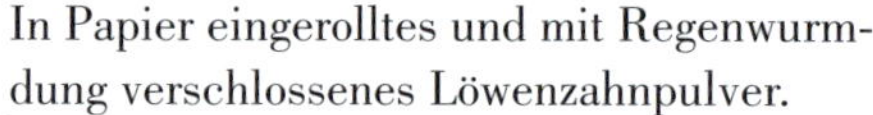

In Papier eingerolltes und mit Regenwurmdung verschlossenes Löwenzahnpulver.

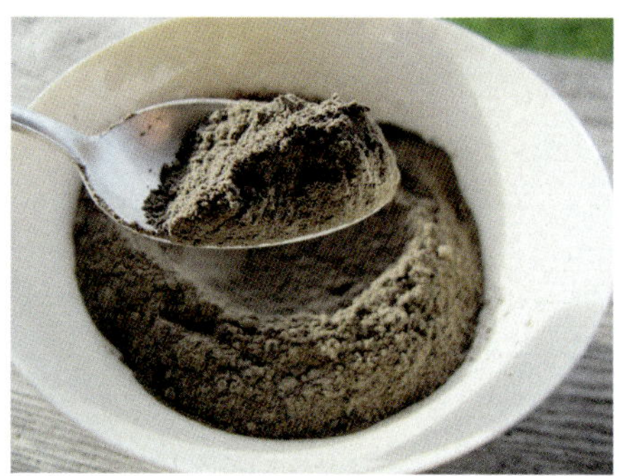

Das fertige Zahnpflegepulver.

Dies lässt man 12 Stunden ruhen und teilt es dann in 20 Teile auf. Ich habe es der Einfachheit halber in 3 Teile aufgeteilt. Jedes Teil wird in 3 bis 4 Blätter hartes Papier eingewickelt, die mit Regenwurmdung verschlossen werden. Diese Päckchen lässt man im Ofen trocknen und dann im Feuer verglühen, zum Beispiel in einer leeren Blechdose auf die Glut eines Feuers gestellt. Das durch den Verbrennungsprozess keimfreie Material lässt man anschließend abkühlen. Es ist dann reine Asche, die die verbrannten Bestandteile des ganzen Päckchens samt Papier und Dung enthält. Diese pulverisiert man noch einmal (zum Beispiel im Mörser). Zur Zahnpflege reibt man die Zähne damit jeden Morgen und Abend ein. Die Arznei kann dann geschluckt oder ausgespült werden. Es soll sehr lange angewendet werden, um eine Wirkung zu entfalten.

Ich habe diese Zubereitung ausprobiert. Das Pulver schmeckt angenehm salzig-erdig und regt den Speichelfluss an. Über die Heilwirkungen kann ich aufgrund der bisher zu kurzen Anwendungszeit noch nichts sagen.

Heilkrautzubereitungen durch Rösten mit Lehm und/oder Salz[54]

Die im Löwenzahnrezept aus dem 16. Jahrhundert gebräuchliche Verwendung von Regenwurmdung klingt erst mal seltsam. Es ist steinfreier Lehm, der Mineralien bis zu 10-fach konzentrierter enthält als die umgebende Erde. Heutzutage wird hierfür oft medizinische Heilerde verwendet. Das Rösten einer Arznei mit Lehm wird in der TCM dann eingesetzt, wenn man eine Heilpflanze leichter verdaulich machen möchte und ihre nährende, die Verdauungsorgane stärkende Wirkung erhöhen will. Beim Löwenzahn wird damit die abführende, also den

Stuhlgang fördernde Wirkung abgemildert, die Zubereitung wirkt stärkend auf die Verdauungsorgane und enthält noch mehr Mineralstoffe.

Das Einwickeln in Papier und das Trocknen im Ofen dient dazu, schonend zu trocknen sowie bestimmte flüchtige Substanzen am Papier niederschlagen zu lassen und somit aufzufangen. Rösten mit Salz schließlich leitet eine Arznei zu den Nieren und in die Tiefe oder in das Innerste des Körpers und stärkt durch die Mineralien Niere, Muskeln, Sehnen und Knochen. Somit wirkt der Löwenzahn in der beschriebenen Zubereitung stärker nährend, enthält mehr Mineralstoffe, ist leichter verdaulich und kann bei langer Anwendung Bewegungsapparat und Zähne kräftigen. Die im Pulver enthaltene Kohle kann schädliche Substanzen und Mikroorganismen wie Bakterien absorbieren.

Die Anwendungsdauer von Löwenzahnrezepten

Nach meiner Erfahrung sind die Heilwirkungen sehr gut, wenn man den Löwenzahn bei akuten Beschwerden wie Entzündungen der Augen, der Kopforgane oder der Haut in Form einer Kur von 2 bis 3 Wochen einnimmt. Auch für Entschlackungskuren sollte er nicht länger als 3 Wochen gebraucht werden. Hierbei sollte man die Zubereitungsform beachten. Frischer Löwenzahn oder Zubereitungen, die nicht gekocht wurden, wirken kühlend auf den Körper und können bei empfindlichen Personen, bei zu hoher Dosierung oder zu langer Anwendung weichen Stuhlgang, Magenbeschwerden, häufiges Niesen und Naselaufen verursachen. Gekochte oder stärker verarbeitete Zubereitungen wie das Zahnpflegepulver oder Blätter als Suppengemüse wirken viel milder und können länger angewendet werden.

Bei chronischen Beschwerden wie Lebererkrankungen, Prostatabeschwerden, zur Knochenstärkung oder bei chronischen Hautekzemen sollte der Löwenzahn mehrere Monate oder so lange eingenommen werden, bis die Beschwerden weg sind. Das kann auch mal ein halbes Jahr dauern. Er ist mit Ausnahme des Zahnpulvers oder auch eines Wurzelkaffees allerdings keine Medizin, die ununterbrochen jahrelang verwendet werden sollte.

Dosiert wird abhängig vom Körpergewicht, der gewünschten Wirkung und der verdaulichen Verträglichkeit. Man sollte bei etwa siebzig Kilogramm schweren Erwachsenen mit den hier angegebenen Dosen anfangen. Wenn man zu weichen Stuhlgang, Magenbeschwerden oder Naselaufen bekommt, sollte die Dosis reduziert werden. Wenn man nach einer Woche keine Wirkung hat, kann die Dosis vorsichtig erhöht werden. Für eine kräftigende Wirkung nimmt man sehr kleine Mengen wie 3 g getrocknetes Kraut täglich

Vorsichtsmaßnahmen

Löwenzahn ist eine harmlose Heilpflanze. Doch gibt es auch Menschen, die auf Löwenzahn allergisch reagieren und ihn natürlich dann meiden sollen. Da Löwenzahn ein Korbblütler ist, könnten Allergiker auf andere Korbblütler ebenfalls auf Löwenzahn allergisch reagieren, was aber sehr selten vorkommt.

Auch Personen, die zu Kälte neigen, rasch frieren oder rasch Durchfälle bekommen, eventuell häufig wässriges Nasensekret haben oder nach der TCM eine Mitten-Schwäche, Yang-Schwäche oder Kälte-Erkrankung haben, sollten mit Löwenzahn vorsichtig sein, da er kühlend auf den Körper wirkt. Deshalb sollten die angegebenen Mengen eingehalten werden. Falls Beschwerden wie zum Beispiel morgendliches Naselaufen und Niesen, Magenbeschwerden oder zu weicher Stuhlgang auftreten, sollte die Dosis verringert oder die Löwenzahn-

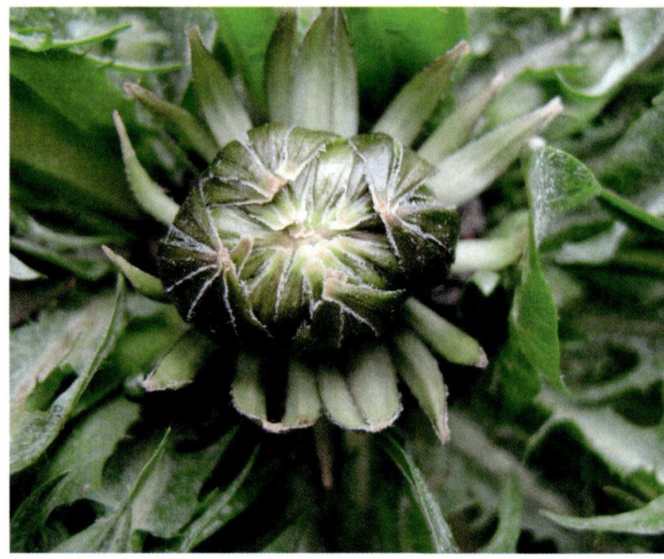

Noch geschlossene Blütenknospe.

wurzel speziell zubereitet (zum Beispiel als Abkochung), mit einem wärmenden Kraut kombiniert oder auf ein anderes Heilkraut ausgewichen werden. Hier sollte man sich bei einer kräuterheilkundigen Fachperson beraten lassen. Kindern sollten, mit Ausnahme der Verordnung durch eine Fachperson, nur entbitterte Löwenzahnzubereitungen gegeben werden, da sie besonders empfindlich auf Bitterstoffe reagieren können.

In der chinesischen Medizin darf Löwenzahn zudem nicht angewendet werden bei Yin-Hauterkrankungen oder Karbunkeln (Eiterbeulen), die schmerzlos und nicht gerötet sind.

Nebenwirkungen ausgleichen und Wirkungen verstärken durch Heilkrautzubereitungen

Ausgleichen der kühlenden und leicht abführenden Wirkung

Wenn man Löwenzahnkraut als Speise zubereitet und gedämpft, gebraten, gekocht verwendet, nimmt die abführende Wirkung deutlich ab oder verschwindet ganz. Die frische oder getrocknete Wurzel kann durch Rösten unter Wenden in einer trockenen Pfanne oder durch Einlegen in Salzwasser oder Kochen in Essigwasser entbittert und ebenfalls von ihrer abführenden Wirkung befreit werden. Alle, die Löwenzahnwurzel als »Kaffee« trinken, können dies sicher bestätigen, denn dieser Kaffee wirkt nicht abführend.

Kräuterkombinationen

In jeder traditionellen Kräuterheilkunde ist es üblich, Kräuter zu kombinieren. Damit können unerwünschte Wirkungen eines Krautes verhindert werden. Zudem kann damit die Heilwirkung deutlich verstärkt und konkreter auf ein bestimmtes Problem oder eine Körperfunktion oder -region gerichtet werden. In der TCM zum Beispiel werden oft sechs oder mehr Kräuter kombiniert und eine ganz individuelle Mischung für die erkrankte Person verschrieben. Aus diesen Kräutermischungen, die oftmals Tagesdosen von 60 bis 100 g getrocknete Kräuter und mehr bedeuten können, wird eine Abkochung hergestellt, die man über den Tag verteilt trinkt. Eine solche Medizin wirkt natürlich stärker und tiefgehender als ein Kräutertee, der aufgebrüht wird und eine Tagesdosis an Kräutern von 3 Teelöffeln enthält. Deshalb werden Kräuterkombinationen von Fachpersonen

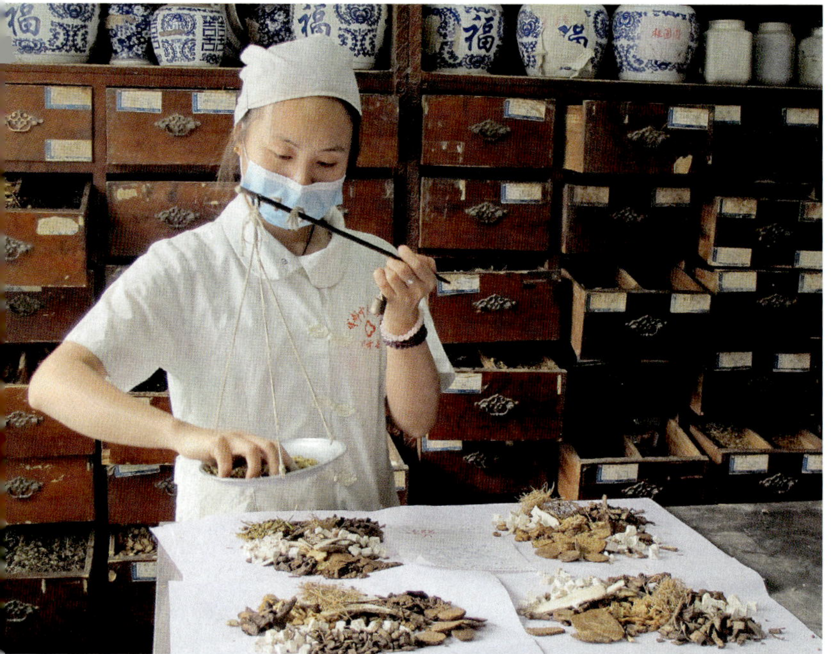

Chinesische Apothekerin beim Abwiegen einer Kräuterrezeptur, die aus verschiedenen Kräutern zusammengesetzt ist. Die einzelnen Haufen sind Tagesdosen, aus denen eine Abkochung (Dekokt) bereitet wird, die der Patient dann über den Tag verteilt trinkt.

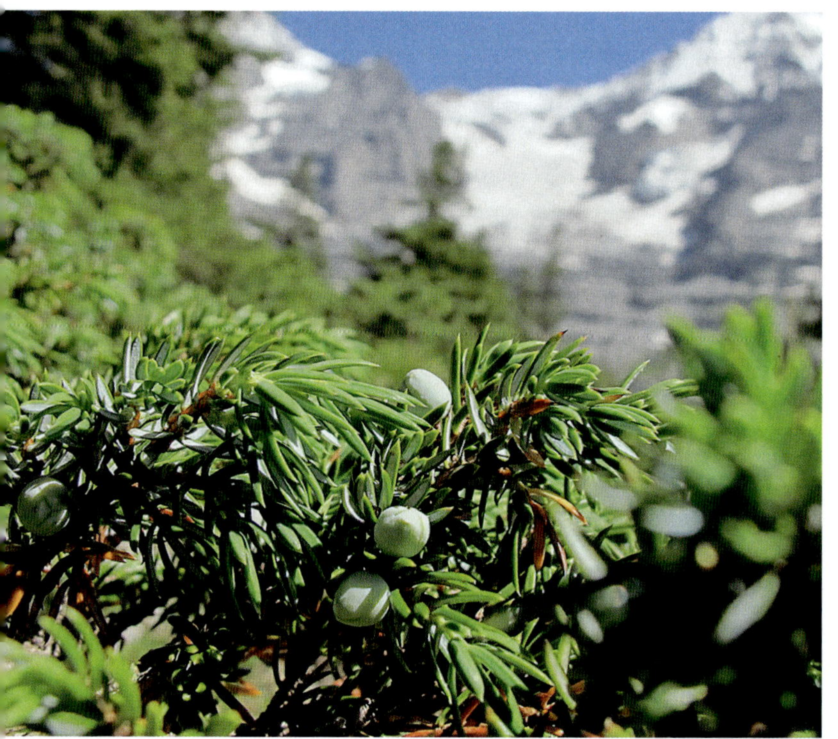

Bergwacholder (*Juniperus communis* ssp. alpina Celak.) mit unreifen Beerenzapfen. Er wird zusammen mit Löwenzahn bei Wasseransammlungen und Verdauungsstörungen verwendet.

verordnet, die eine mehrjährige Ausbildung absolviert haben. In China ist dies ein sechsjähriges Universitätsstudium für die Traditionelle Chinesische Medizin. Es gibt insgesamt auch viele Kräuterkombinationen mit Löwenzahn, die nur von Fachpersonen verschrieben werden sollten.

Ein klassisches Beispiel ist die Kombination von Löwenzahn und Schöllkraut (*Chelidonium majus* L.), für Leber-Galle-Beschwerden, die auch mit Schmerzen verbunden sein können. Beide Kräuter wirken nach TCM-Kriterien kühlend, entzündungshemmend, und bewegen stagniertes Leber- und Gallenblasen-Qi. Löwenzahn klärt Leber-Hitze, Schöllkraut kann Krämpfe und Schmerzen in den Gallenwegen lösen.

Ein weiteres Beispiel ist das Duo Löwenzahn und Wacholder (*Juniperus communis* L.), das bei Wasseransammlungen und Verdauungsschwäche angewendet wird. Löwenzahn ist eine kühlende wassertreibende Pflanze, Wacholder wirkt wärmend, wassertreibend und schleimlösend. Zusammen wirken sie neutral oder je nach Mengenverhältnis leicht wärmend oder leicht kühlend und stärker ausleitend als ein Kraut allein. Wacholder wird nicht in der Schwangerschaft angewendet und meist nicht länger als einen Monat eingesetzt.

Volksheilkundliche Tiermedizin

Löwenzahnmedizin für Unlust und Harnverhalt bei Pferden

In alten Kräuterbüchern findet sich der Ratschlag, unlustigen Pferden, die nicht stallen (wasserlassen) konnten oder nicht fressen wollten, frischen Löwenzahn unters Futter zu mischen. Man legte ihn auch in ihr Trinkwasser. Vier gute Handvoll Löwenzahnkraut mit Wurzel, klein geschnitten und in einer Mischung aus halb Wein, halb Essig gesotten, galt ebenfalls als Mittel bei erschwertem Wasserlassen der Pferde.

Bei Blaseninfekten und Beinschwellungen verfütterte man Pferden eine Mischung aus dem Pulver der oberirdischen Pflanzenteile der Bärentraube (*Arctostaphylos uva ursi* L.) und zerkleinerten oder pulverisierten Löwenzahnblättern (so viel das Pferd fressen wollte), bis die Schwellungen oder das erschwerte Wasserlassen aufhörten. Petersilie (*Petroselinum crispum* Mill.) wurde hierbei ein- oder mehrmals täglich zugefügt, bis der Urin klar war. Auch bei Verdauungsbeschwerden gab man Pferden Löwenzahn zu fressen, so viel sie wollten.[55]

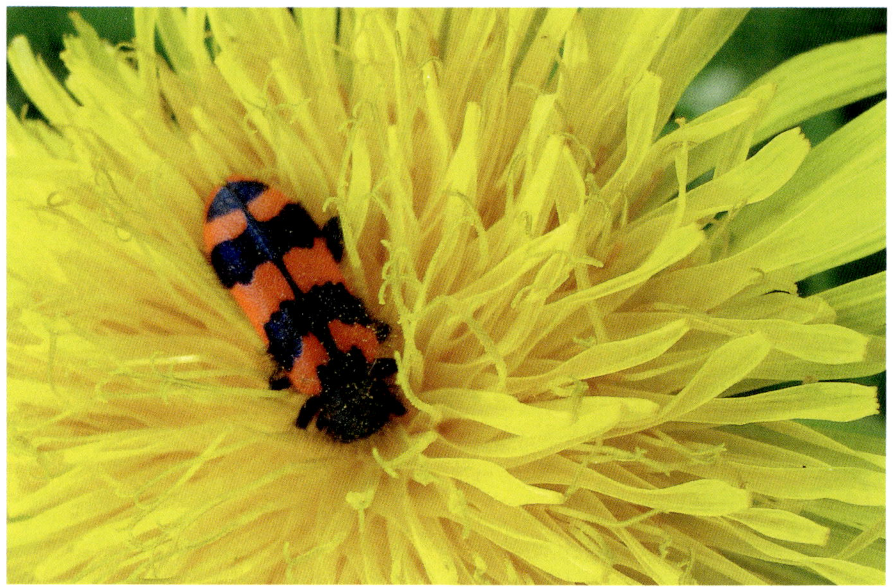

Es gibt noch viel mehr Heilanwendungen des Löwenzahns für Tiere, dies hier ist nur ein kleiner Auszug. Weiteres ist zum Beispiel im Buch »Heilpflanzen für Hunde« der Tierärztin Alexandra Nadig nachzulesen.[56]

Nahrhaftes Tier- und Insektenfutter

Im Frühjahr stach man Löwenzahnpflanzen laut Madaus mit der Wurzel aus und verfütterte sie an die Schweine. Man hielt den Löwenzahn für eine wertvolle Futterpflanze und ging auch davon aus, die Milch der Kühe werde fetter, wenn sie Löwenzahn fressen.

Wunderbar ist es für mich, beim Fotografieren all die Insekten zu entdecken, die sich ebenfalls von den nektarreichen Löwenzahnblüten ernähren und wohl auch von anderen Pflanzenteilen. Eine ganz eigene Welt in scheinbar winzigen Dimensionen kann sich hier auftun. »Scheinbar winzig« deshalb, weil man Insekten oft kaum wahrnimmt, obwohl sie mit Abstand die allermeisten Lebewesen darstellen und im gesamten Ökosystem einen viel größeren Einfluss haben als alle anderen Lebewesen zusammen.

Meines Erachtens wird immer noch sehr unterschätzt, wie wertvoll die Insektenwelt für das Wohlergehen der Landwirtschaft, überhaupt für die ganze Pflanzen-, Tier- und Menschenwelt ist. Neuere Forschungen, zum Beispiel über die Befruchtungsarbeit der Zucht- und Wildbienen, Hummeln und weiterer Insekten, stellen nur einen winzigen Teil dieser Dimensionen dar. Und wie man immer weiter erkennt, hängt alles voneinander ab. So scheint Insektenreichtum

Auch viele Insekten wie dieser junge Grashüpfer leben von und auf dem Löwenzahn.

Links: Löwenzahnblüte mit Käferlarve.

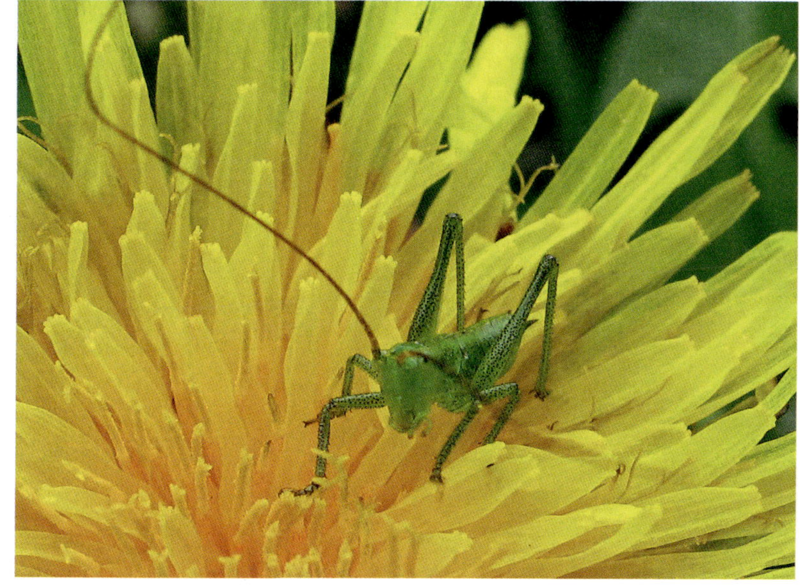

nicht nur gute Obst- und Gemüseernten zu bedingen, sondern auch einen Ausgleich im Bestand der Kleinstlebewesen, einen reichen Reptilien- und Vogelbestand, die wiederum die Insektenwelt und zum Beispiel die Mäuse in Zaum zu halten vermögen. Auch für die Bodenfruchtbarkeit sind die Insekten unersetzlich.

Dort, wo man auf insektenvernichtende Chemikalien verzichten kann und Mähwerkzeuge wie Kreiselmäher, die einen Großteil der Insekten einer Blumenwiese zerhäckseln, vermeidet, lässt sich diese Artenvielfalt und Fruchtbarkeit gut erhalten – und gut beobachten. Mancherorts wird mittlerweile auf insektenschonende Anbau- und Mähmethoden zurückgegriffen, auf Chemie verzichtet und mit althergebrachten Werkzeugen gemäht. Ein Segen nicht nur für Bienen und Schmetterlinge, sondern auch für die Fruchtbarkeit des Bodens sowie für Leben und Gesundheit der Pflanzen-, der Tierwelt und des Menschen.

Heilwirkungen auf emotionaler Ebene

Gestaute Gefühle

Täglich sammeln sich Gefühle an wie Ärger, Stress, Trauer, Angst, Frustration. Auch auf dieser emotionalen Ebene sollte daher regelmäßig »gereinigt« werden, um in Balance zu bleiben. Manche tun dies mit täglicher Meditation, Gebet,

Yoga, Qi-Gong und anderen Methoden. Andere finden ihr Gleichgewicht in der Familie, in der Natur, bei Spaziergängen, Sport, Tanz, Musik oder bei der Ausübung von Hobbies.

Am schnellsten lösen sich angesammelte Gefühle über das Lachen. Wer alles mit Humor nehmen kann, bleibt vor gestauten Gefühlen und den damit verbundenen körperlichen Symptomen meist verschont. Für viele ist das tägliche Leben aber leider sehr ernst geworden. Auch freie Zeit ist selten und kostbar, sodass sich viele keine Ausgleichszeiten mehr gönnen und sich so manche Gefühle anstauen können. Passiert dies über einen gewissen Zeitraum, können körperliche Beschwerden auftreten. Gerade dann kann Löwenzahn hilfreich sein. Da viele von uns einen Automatismus entwickelt haben, Emotionen zu unterdrücken oder »hinunterzuschlucken«, sind sie sich dieser Zusammenhänge jedoch oft nicht bewusst.

In der chinesischen Medizin wird eine gestaute Energie, die oft von unausgeglichenen Emotionen herrührt, als gestautes Leber-Qi bezeichnet. Dieses Energiemuster ist in den Industrienationen sehr häufig.

Die körperlichen Zeichen gestauter Gefühle erkennen

In alten Kräuterbüchern findet man Empfehlungen, Löwenzahn bei Milzkrankheiten oder »hypochondriac« anzuwenden. *Hypochondros* ist griechisch und bedeutet »unter den Rippenknorpeln«, es bezeichnet die Gegend im Oberbauch unterhalb der Rippenbögen. Früher ging man davon aus, dass dort die Ursache von Gemütskrankheiten, die man auch »Milzkrankheiten« nannte, läge.

In der chinesischen Medizin sind Druckgefühl oder ziehende Schmerzen unter den Rippenbögen eines der Zeichen für gestauten Energiefluss (gestautes Leber-Qi), der meistens durch gestaute Gefühle zustande kommt. Gerade bei diesem Beschwerdebild kann Löwenzahn sehr hilfreich sein. Allerdings können die körperlichen Zeichen dieses Energiestaus sehr vielgestaltig sein, ohne dass dieses klassische Merkmal des Ziehens unter den Rippenbögen vorhanden sein muss.

Ein generelles Merkmal ist, dass es Beschwerden gibt, die meist bei Anspannung, bei verschiedensten Formen von Stress oder Zeitdruck auftreten. Bei Entspannung, zum Beispiel am Wochenende, in den Ferien, wenn man Spaß hat und lachen kann, sind sie nicht spürbar.

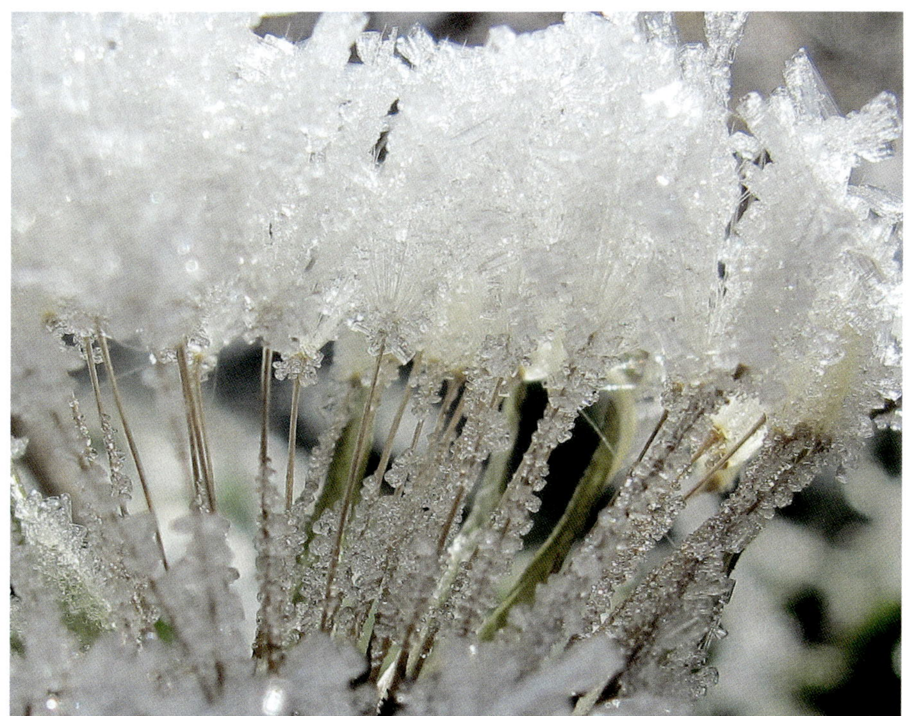

Pusteblume im Morgenfrost.

Außerdem findet sich bei der Untersuchung meistens kein krankhafter Befund, also der Arzt findet nichts, was die Beschwerden erklären kann. Häufig sehe ich in meiner Praxis, dass sich gestaute Gefühle als Beschwerden im Verdauungssystem zeigen. Das kann von Schluckbeschwerden, Magen- oder Darmbeschwerden bis hin zu Verstopfung, Durchfällen oder Hämorrhoiden gehen. Doch gibt es auch Kopfschmerzen, Schlafstörungen, Lungenbeschwerden, Hautbeschwerden, Menstruationsbeschwerden oder Störungen der Blasenfunktion, Bluthochdruck, Ohrgeräusche und anderes. Ebenfalls häufig sind Muskelverspannungen, oft im Nacken- und Schulterbereich, aber auch anderswo wie zum Beispiel am Rücken.

Da es natürlich auch körperliche Ursachen für diese Beschwerden gibt, sollte man sich ärztlich untersuchen lassen, wenn sie längere Zeit bestehen. Doch meistens findet man bei der Untersuchung dann nichts, wenn nach TCM-Kriterien gestaute Energie beziehungsweise gestaute Gefühle die Ursache sind.

Wie gesagt, das gemeinsame Merkmal aller dieser Beschwerden ist der Zusammenhang des Auftretens mit angespannten Situationen, Stress, Zeitdruck oder emotionaler Belastung. Das muss sehr gut beobachtet werden, denn meistens sind diese Zusammenhänge nicht bewusst. Immer häufiger beobachte ich dieses Energiemuster auch bei jungen und sonst gesunden Schülern, Lehrlingen und Studenten, vor allem wenn sie vor Prüfungen stehen.

Energiestauungen mit Löwenzahn selbst lösen

Löwenzahn ist hier ein guter Helfer. Frisch gegessen finde ich ihn auch hier am besten, zum Beispiel in Form der 6 bis 10 frischen Blütenstängel oder frischen Blätter täglich. Aber auch als Urtinktur eingenommen (3-mal täglich 10 bis 20 Tropfen) hilft er gut. Bei schwächeren Beschwerden kann Tee aus den Blüten, bei etwas stärkeren aus der ganzen Pflanze getrunken werden. Am stärksten wirkt die Abkochung.

Die meisten meiner Patienten bevorzugen aus Zeitgründen die Einnahme der Tinktur (Rezept auf Seite 52 oder aus der Apotheke). Man kann auch den Frischsaft einnehmen, den es fertig in Drogerien und Apotheken zu kaufen gibt.

Löwenzahnabkochung

Pro Tag 10 bis 30 g zerkleinerte getrocknete Pflanzen mit Wurzel in 1 Liter kaltem Wasser 1 Stunde einweichen und dann zugedeckt 15 Minuten auf kleiner Flamme köcheln lassen. Absieben und über den Tag verteilt trinken.

Löwenzahntee

1 gehäufter Teelöffel der getrockneten Blüten oder der ganzen getrockneten und zerkleinerten Pflanze mit 1 Tasse kochendem Wasser aufbrühen, 10 bis 15 Minuten zugedeckt ziehen lassen, absieben. Vor jeder Mahlzeit, also 3-mal täglich, 1 Tasse trinken.

Löwenzahn-Pusteblumen-Tee

Ein ganz milder und leicht beruhigender Tee wird aus 1 Esslöffel Löwenzahnsamen (mit »Fallschirm«) pro Tasse kochendem Wasser zubereitet, den man 10 Minuten ziehen lässt und dann trinkt. Gerade am Abend wirkt ein solcher Tee angenehm ausgleichend. Er wurde in alter Tradition Kindern gegeben, da er mild und nicht bitter schmeckt. Man kann ihn jedoch auch tagsüber einnehmen, am besten 3-mal täglich 1 Tasse vor den Mahlzeiten. In Forschungsarbeiten konnte gezeigt werden, dass Löwenzahnsamen das Gehirn vor Abbauprozessen und Giftstoffen wie Blei schützen konnte.[57] Mischt man die Blüten zu den Samen, hat man einen zusätzlichen stärkenden Effekt auf Nerven und Gehirn. Sie enthalten

Rechts Pusteblumen-Tee, links die abgebrühten Samen, hinten Löwenzahn-Samenstängel und Blätter.

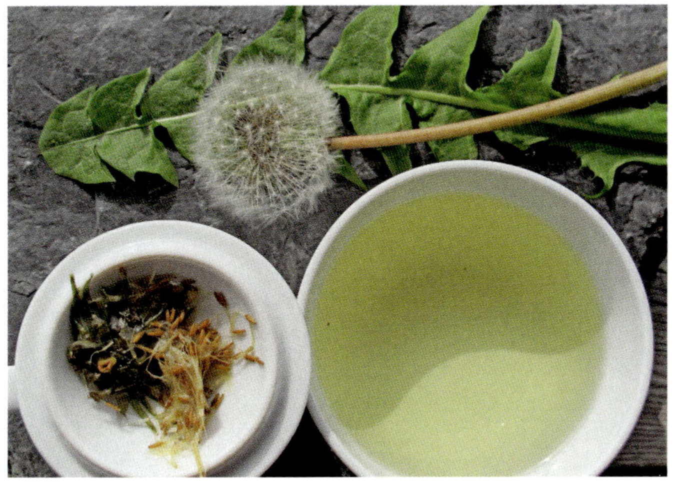

Lecithin und Cholin, die günstige Einflüsse auf Konzentration und Gedächtnis zeigten.

Auch bei nordamerikanischen Indianern galt Tee aus Löwenzahnkraut als beruhigend. In Europa gab es den Brauch, Pusteblumen unter den Kopf oder das Kopfkissen zu legen, das sollte einen ruhigen Schlaf fördern.

Löwenzahn, der Künstler: Potenziale und Begabungen nach außen bringen

Die wahre innere Schönheit wird sich dann ausdrücken, wenn das in jeder Person schlummernde Potenzial, die angeborenen Fähigkeiten entfaltet werden können, wenn sie in die Tat umgesetzt und sichtbar gemacht werden. Im Bereich der Gefühlswelt kann Löwenzahn helfen, dass man sich vom Ernst des Lebens wieder lösen kann und zur spielerischen Sichtweise findet. Da er emotionale »Ansammlungen« wie Frustrationen, Enttäuschungen, Wut wieder ins Fließen bringt, kann er damit das Lächeln zurückzaubern. Man vermag dann leichter, spielerisch über Hindernisse hinwegschreiten. Statt dass man sich aufregt und erzürnt, kann unter dem Einfluss dieser Heilpflanze wieder spielerisches Ausprobieren zustande kommen. Und dann macht das Leben Spaß!

Über dieses spielerische Testen werden die verschiedenartigsten Veranlagungen oder Begabungen oft erst entdeckt. Wer sich auf dieses Ausprobieren wertfrei einlassen kann, beginnt, die eigene innere Schönheit nach außen zu entfalten. Der Löwenzahn macht es mit seinem Spiel der Formen und seiner flexiblen Natur vor. Denn er bildet nicht nur die unterschiedlichsten Blattformen

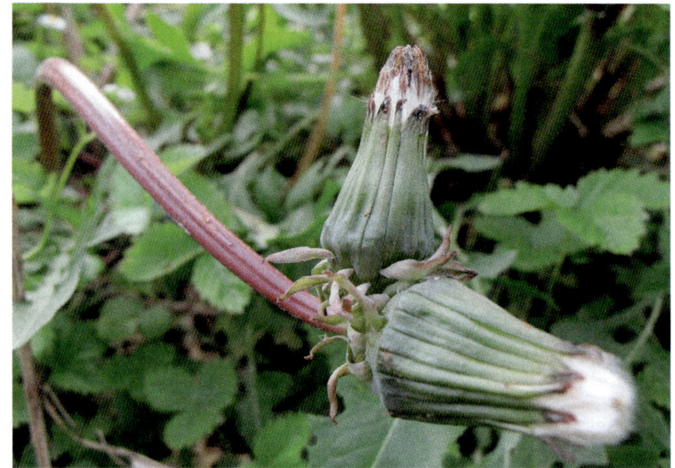

Löwenzahn, Spielart mit zwei Blütenköpfen auf einem Stängel.

Rechts: Sich entfaltende Pusteblume nach einem Regen.

und passt sich an alle möglichen Standortbedingungen an. Er kann sich auch mit oder ohne Befruchtung vermehren, bildet fruchtbare und sterile Blüten, und er kann so viele Unterarten bilden, die zu den Arten fließende Übergänge bilden, dass es schwerfällt, ihn einzuteilen. Die gängigen botanischen Kriterien hierfür funktionieren für den Löwenzahn einfach nicht, so variabel und flexibel ist er.

Heilwirkung auf der spirituellen Ebene

Bittere Medizin für ungeweinte Tränen

Löwenzahn kann je nach Zubereitungsart recht bitter schmecken. Lewis E. Mehl, ein Doktor der Medizin und gleichzeitig Heiler in der indigenen nordamerikanischen Tradition, beschreibt in seinem Buch »Coyote-Medizin«, dass Bitterkeit im Menschen von verborgenen Tränen herrührten, die bitter würden, wenn sie nie zum Ausdruck kämen. Nach dem Prinzip, Gleiches mit Gleichem zu heilen, besäße eine bittere Medizin die Kraft, den Menschen von der Bitterkeit dieser »geschluckten Emotionen« zu heilen. Sie beschütze außerdem vor der Bitterkeit und Wut, die andere in ihrem Herzen hegten. Bittere Medizin könne so bitter sein wie das, was Mütter im Schmerz der Wehen von sich geben würden, ein Weinen, das letztlich Freude bringe.[59]

Bittere Medizin der geflügelten Schlange

Lewis E. Mehl erzählt von einer besonders bitteren Medizin, die er in einer visionären Schau von der Gottheit der mit regenbogenschillernden Federn beflügel-

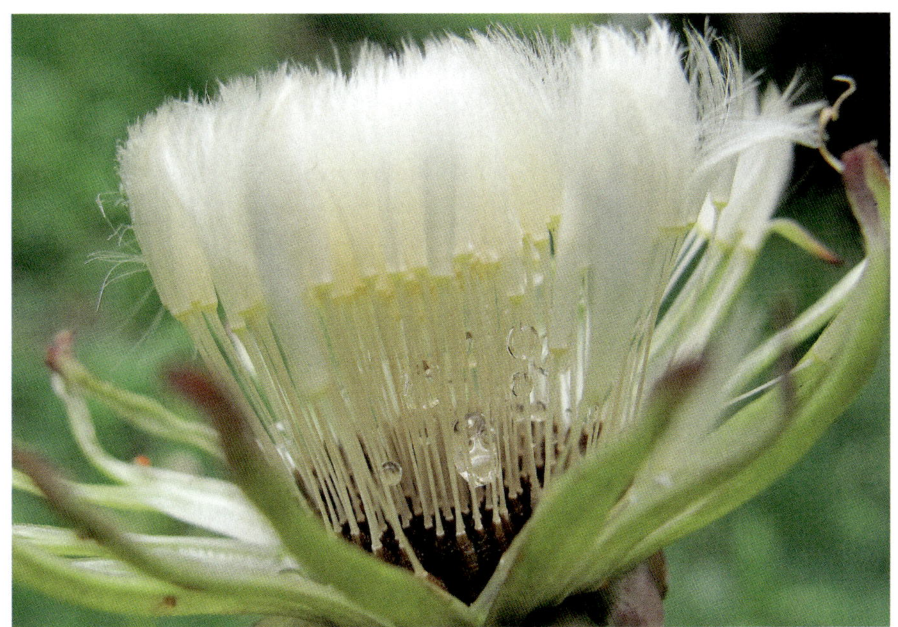

ten Schlange verabreicht bekommen habe. Diese Medizin habe all seine Angst zerstreut, worauf er befähigt gewesen sei, eine Brücke aus Sternen zu betreten, die ihn himmelwärts in einen unendlichen Frieden und riesige Freude getragen habe. Spannend in seiner Vision sind die Ähnlichkeiten der indigenen Gottheit mit dem germanischen Himmelswächter Heimdall, der ebenfalls als hell schillernder Himmelshüter beschrieben wurde. Diese Gottheiten scheinen weit zurück in uralte Zeiten gemeinsamer Ursprünge der Volksmythen zu weisen.

Es ist nicht verwunderlich, dass Löwenzahn im Volksmund als »Schlangenblume« bezeichnet wird. Ob sich dies nun auf diese archaische Gottheit bezieht, aufgrund seiner Anwendung bei Bissen giftiger Tiere oder wegen des Aussehens erfolgte, darüber kann nur spekuliert werden.

Klebstoff-Reiniger für spirituelle Sauberkeit

Wie sich jeder Körper täglich von Ausscheidungsstoffen reinigt, so sollte dies ebenfalls auf emotionaler und spiritueller Ebene stattfinden. In vielen Kulturen wird dies durch regelmäßig praktizierte Fasten-, Gebets- und Meditationszeiten getan. In der christlichen Tradition gibt es zum Beispiel die Passions- und Fastenbräuche vor Ostern. Indianische Traditionen kennen reinigende Schwitzhüttenrituale, die lettische Heiltradition Heildampfbäder.

Interessant ist, dass neben Räucherungen oftmals Medizin mit klebrigen Eigenschaften für solche Reinigungen genommen wird, wie zum Beispiel Eier bei amerikanischen Schamanen oder Wachs bei russischen Heilern. In Mitteleuropa war dies wohl unter anderem der klebrige »Pappenstiel« Löwenzahn. Es hieß früher auch, wer sich von Kopf bis Fuß mit Löwenzahn einreibe, sei überall gern gesehen und habe Glück im Leben.

Warum spirituell reinigen?

Oftmals trägt man ungelöste Themen mit sich herum. Diese können aus der eigenen Kindheit stammen, wo sie zum Teil von der Umgebung übernommen wurden, ohne dass man sich dessen bewusst war. Sie können aber auch aus der Vorgeschichte der Familie, also von den Ahnen herrühren und sehr weit, über Jahrhunderte, zurückreichen. Manche sagen auch, dass sie aus früheren Leben stammen können.

Das Problem dabei: Sie erzeugen Blockaden oder Hemmungen, die einem das Leben schwerer machen, als es eigentlich wäre. Das kann so stark sein, dass man den eigenen Herzensweg nicht einschlagen kann, weil man durch diese Hemmungen daran gehindert wird, sein Herz und die darin schlummernde Lebensvision zu spüren.

Deshalb gibt es in vielen Kulturen Visionssuchen, bei denen man sich aus dem Alltag heraus begibt und sich Zeit nimmt, innere Klarheit zu bekommen. Ohne diese kann es schwierig werden, alle die Entscheidungen zu treffen, vor die man gestellt wird. Oftmals kann die Richtung nicht gespürt werden, die Gefühle sind widersprüchlich oder man kann den eigenen Gefühlen nicht trauen. Manche folgen dann einfach den Vorgaben der Gesellschaft, werden aber dabei unzufrieden und wissen nicht, warum.

Orakel zum Spaß

Welches ist der ureigene Lebensweg? Welche Richtung soll man einschlagen? Ohne Lebensvision kann es einem vorkommen, als werde man vom Schicksal auf rasender Fahrt durch den Wirrwarr des Lebens getrieben, mit einer Fülle vorbeihuschender Eindrücke und ständig zu treffender Entscheidungen. Der Griff nach Orakelspielen, beim Löwenzahn der Griff nach der Pusteblume, ist dann (und auch sonst) sehr beliebt.

Geduldige zupfen ihm Sprüche murmelnd jedes einzelne Blütenblatt in meditativer Weise aus, doch schneller geht es mit der Pusteblume. Diese scheint weiterzuhelfen, wenn man zum Beispiel wissen möchte, wie alt man werden wird.

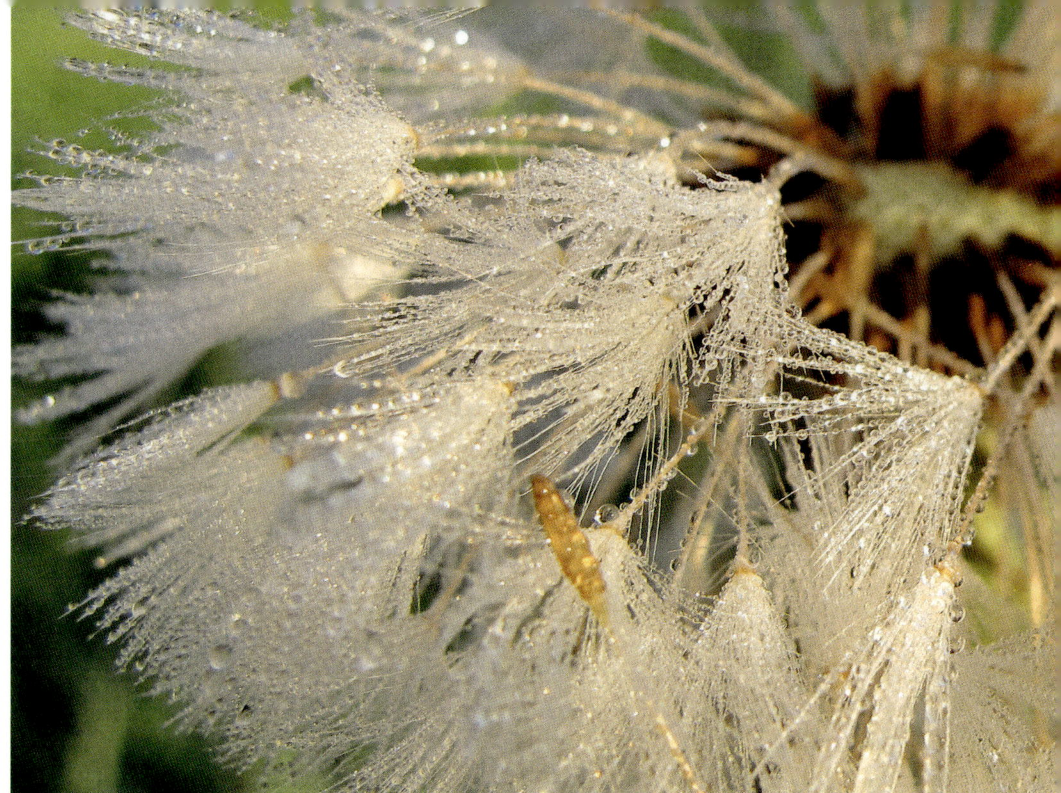

Zarte Löwenzahn-Samenhaare, mit Tau besprenkelt.

Eine klare Antwort gibt sie darauf nach der Anzahl der Samen, die nach dem Blasen noch stehen: So viele Jahre sollen es dann noch sein. Und wenn man mit dem Ergebnis nicht zufrieden ist, kann man einen erneuten Test wagen.

Bei der Frage nach Gut oder Böse macht sie es einem ebenfalls leicht: Engel können alle Samen auf einmal wegblasen, Teufel natürlich nicht. Wenn der leere Fruchtboden nach dem Wegblasen schön weiß ist, kommt man in den Himmel, braune Flecken haben einen Hauch von Hölle. Kinder lesen auf die gleiche Weise ebenso, ob man noch ins Bett macht oder nicht.

Abheben mit dem Löwenzahn

Will man sein Leben jedoch selbst lenken, dann hat die Orakelblume auch ernsthaft noch einiges mehr auf Lager. Hat man eine klare innere Vision für sich und sein Leben, kann der richtige Weg und die richtige Entscheidung im Herzen gespürt werden, und das Leben wird leichter. Wer diese Vision nicht hat, kann sich zum Beispiel mit einer spirituellen Reinigung von Hindernissen befreien, die dieser Empfindsamkeit im Weg stehen können.

Will man für diese spirituelle Reinigung nun Löwenzahn einsetzen, ist es besonders wichtig, schon bei der Ernte und Zubereitung darauf zu achten, dass

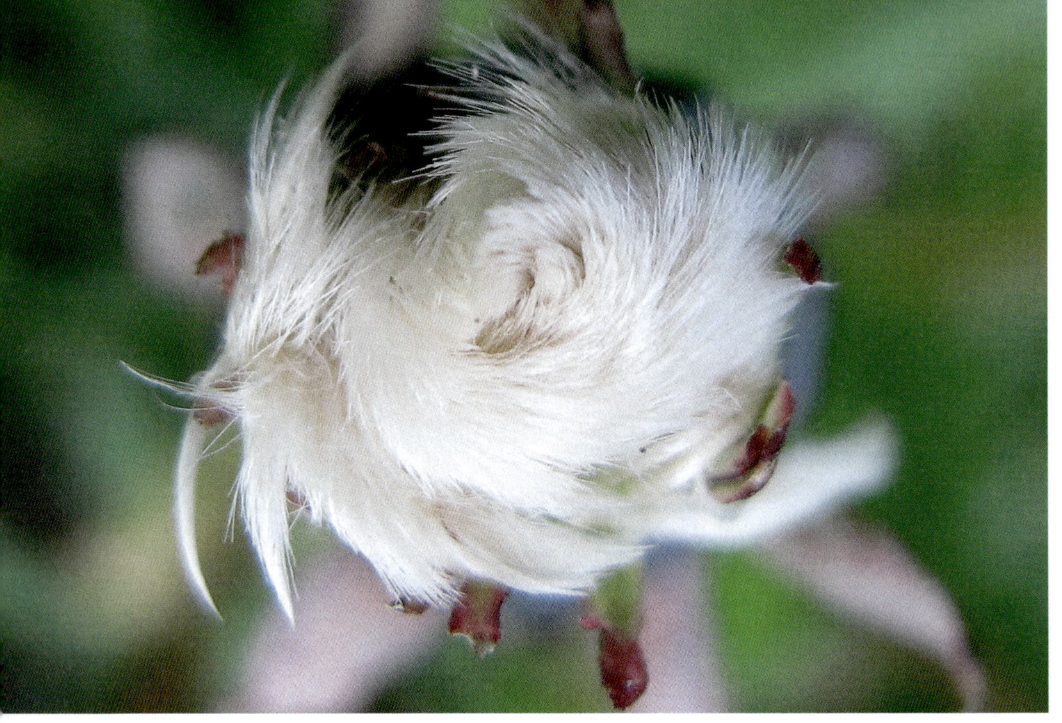

Noch ungeöffnete Pusteblume von oben.

die Energie balanciert bleibt. Sonst kann eine Pflanze und die daraus bereitete Medizin deutlich an Heilkraft einbüßen. Wie man nach diesem Prinzip sammelt, ist ab Seite 142 beschrieben. Vom Pflanzen-Wissenden Wolf-Dieter Storl habe ich gelernt, dass es im Grunde nur auf die Liebe zu den Pflanzen ankommt. Wenn man liebevoll und achtsam mit ihnen umgeht, so wie man es mit geliebten Menschen macht, dann wirken sie.

Eine spirituelle Reinigung und Heilung

Als ich diese Wirkung das erste Mal ausprobierte, wusch ich während eines meditativen Bades meinen ganzen Körper mit zerstampfter frischer Löwenzahnwurzel. Es war ein gutes Gefühl, doch ich bekam kurz darauf einen heißen Kopf und dumpfes Kopfweh, das ein paar Tage anhielt. Ich fragte mich, was das wohl sei. Da fiel mir ein, dass die lettische Heilerin Ieva Ancevska bei ihren Heildampfbädern immer den ganzen Körper inklusive Kopf behandelt und badet. Ich aber hatte meinen Kopf ausgelassen, um die Haare nicht nass zu machen. So hatte sich alle noch zu reinigende Energie in meinen Kopf verzogen.

Darauf machte ich mir ein zweites Bad mit klarem Wasser, in das ich nur getrocknete pulverisierte Löwenzahnwurzel gab. Ich bemühte mich, ganz unterzutauchen und wirklich den ganzen Körper zu waschen, auch Kopf und Haar. Das funktionierte, mein Kopfweh verschwand, aber ich bekam einen Schnupfen. Doch das durfte ich als Heilreaktion deuten, denn oft klären sich meine Emotionen und spirituellen Themen über eine Erkältungskrankheit, nach der ich neue Klarheit bekomme. Das kannte ich schon.

Verdichtung vor der Auflösung

In einer darauffolgenden Nacht hatte ich einen Alptraum: Es war in meiner jungen Erwachsenenzeit. Ich lebte noch im Elternhaus und freute mich auf den Abend, an dem ich mit Freunden zu einem feierlichen Anlass eingeladen war, zu dem wir uns festlich kleideten. Ich ging zu meinem Kleiderschrank und wusste schon, dass ich mein schönes orangefarbenes Kleid anziehen wollte. Doch als ich die Tür öffnete, bekam ich einen Schreck und eine Wut, denn jemand hatte, ohne mich zu fragen, meine Kleider aussortiert und dieses Lieblingskleid zusammen mit weiteren einfach entfernt. Es war kurz vor Veranstaltungsbeginn und ich hatte nun nichts anzuziehen. Ich wurde dermaßen wütend, dass ich schrie – und da wachte ich auf.

Es ist oft so, dass sich zu klärende Themen, bevor sie geheilt werden können, erst einmal verdichten und bewusst werden. Die damit verknüpften mühsamen Gefühle werden noch einmal durchlebt, zudem können körperliche Beschwerden auftreten. Erfahrene Heiler wissen dies und können damit umgehen. Deshalb sollte man Löwenzahn für eine spirituelle Heilung nur dann nehmen, wenn man sich von einer damit vertrauten Heilperson begleitet weiß oder selbst bereits Erfahrung mit solch einer Prozessarbeit hat.

Traummeditation

Mit der Heiltechnik einer Traummeditation, die ich in Seminaren bei Dr. Serge Kahili King erlernt hatte, gelang es dann, diese unguten Gefühle aufzulösen. Hierfür begab ich mich in Meditation noch einmal in den Kleiderschrank-Traum und stellte mir die Situation erneut vor. Als ich das Entsetzen vor dem offenen Schrank und die Wut erneut spürte, bat ich um Hilfe. Dann sah ich mich selbst an und bemerkte, dass ich ein schönes, sehr gut zu mir passendes Kleid ja bereits anhatte. Und dann fragte ich die Kleider im Schrank, was sie denn bedeuteten. Ich realisierte, dass all diese Kleider aus meiner Kinderzeit stammten, die nun vorbei war. Jedes dieser Kleider verwandelte sich in ein Gefühl. Es waren viele schwarze Kleider der Trauer dabei, ein paar rote Kleider der Freude, graue Kleider der Wut, grüne Kleider des Glücks. Die Farben aller Emotionen waren darin, doch die meisten grau und schwarz. Mir wurde klar, dass ich diese Kleider nicht mehr brauchte. Aber wohin damit? In die Altkleidersammlung?

Erneut bat ich um Anleitung. Da wurden meine Arme, die beide Schranktüren hielten, zu Flügeln. Unter meinen Flügeln wurden die Kleider zuerst zu kleinen Eiern, aus denen dann lauter kleine Vögel schlüpften, um davonzufliegen. Ich fühlte mich nun ausgeglichen, wohl und leicht und wusste: Diese Emotionen der Kindheit, diese ungeweinten bitteren Tränen, die hilflose geschluckte Wut, sie sind geheilt.

Der Löwenzahn hatte den »Dämonen« der unguten Kindheitsgefühle die Zähne gezogen, er hatte ihre Hörner abfallen lassen, so wie er seine Samen am Ende davonfliegen lässt. So geschah die Transformation dieser von Menschen erzeugten »Gefühlsdämonen« in wertvolle Erkenntnisse, ganz im Sinne Heimdalls und der alten Löwengöttinnen Sachmet und Durga.

Wunderbar
stand er da
im Silberhaar.

Aber eine Dame,
Annette war ihr Name,
machte ihre Backen dick,
machte ihre Lippen spitz,
blies einmal, blies mit Macht,
blies ihm fort die ganze Pracht.

Und er blieb am Platze
zurück mit einer Glatze.[60]

Wer sich selbst auf diese Weise mit Löwenzahn reinigen will, kann zum Beispiel wie beschrieben ein Vollbad nehmen, in das eine Handvoll getrocknete pulverisierte oder frische zerstampfte Löwenzahnwurzel gegeben wurde. Man sollte ganz eintauchen, auch mit Kopf und Haar. Doch vor allem sollte man mit den möglichen körperlichen und psychischen Reaktionen umgehen können und sich wie

Blütenkopf, alle Samen ausgeflogen.

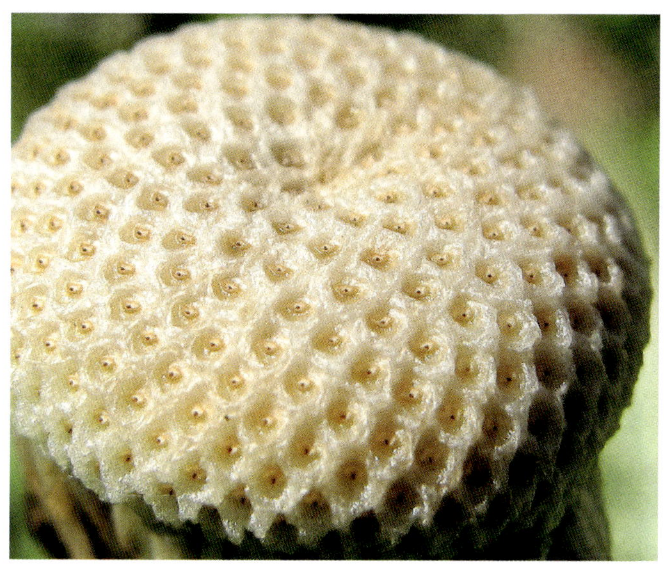

Halbkugelförmige Pusteblume mit Regenbogenreflexen.

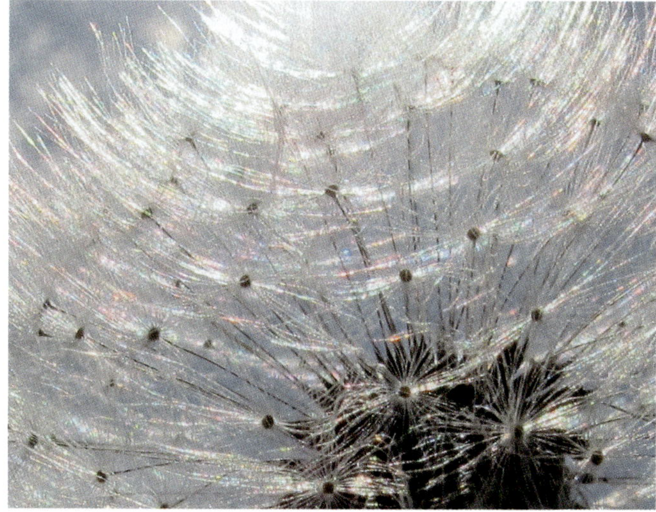

gesagt am besten von einer mit spirituellem Heilen vertrauten Person begleiten lassen. Falls Reaktionen in Träumen erscheinen sollten, kann bei Serge Kahili King in seinem Buch »Der Stadt-Schamane« eine Anleitung zur Auflösung mithilfe der Traumarbeit nachgelesen werden.

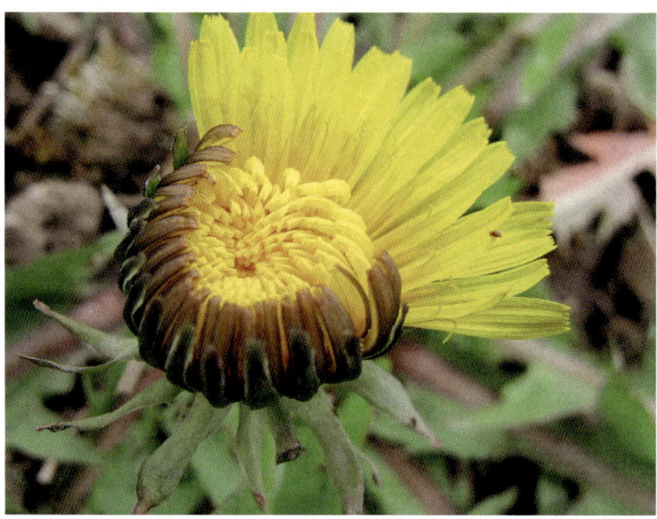

Aufblühender Löwenzahn.

Heilwirkungen des Löwenzahns aus energetischer Sicht

Wenn man Löwenzahn aus botanischer, genetischer, analytischer und nach der energetischen Sicht der chinesischen Tradition betrachtet, dann fällt seine ungewöhnliche, beinahe unglaubliche Flexibilität auf. Er ist in seinem Formenreichtum, der Chromosomenzusammensetzung, den Inhaltsstoffen, seiner Anpassungsfähigkeit an unterschiedliche Lebensräume und veränderte Umweltbedingungen, mit seinen Heilwirkungen und den Verwendungsmöglichkeiten in der Küche unglaublich variabel. Eine Pflanze, die Gummisubstanzen enthält, muss das wohl sein.

Diese Flexibilität ist eine Eigenschaft des Holz-Elementes in der chinesischen Tradition, das für die Pflanzenwelt im Allgemeinen steht und im menschlichen Körper dem Leberfunktionskreis zugeordnet ist. Löwenzahn gilt in der europäischen, russischen und chinesischen Tradition nicht von ungefähr als Leberheilkraut. Was die Pflanzenwelt für den Makrokosmos Erde bewirkt, spiegelt sich in den Aufgaben des Leberfunktionskreises für den Mikrokosmos des menschlichen Körpers wider. Löwenzahn hat einen großen Einfluss auf diese Leberaufgaben, worauf sich seine Heilwirkungen begründen.

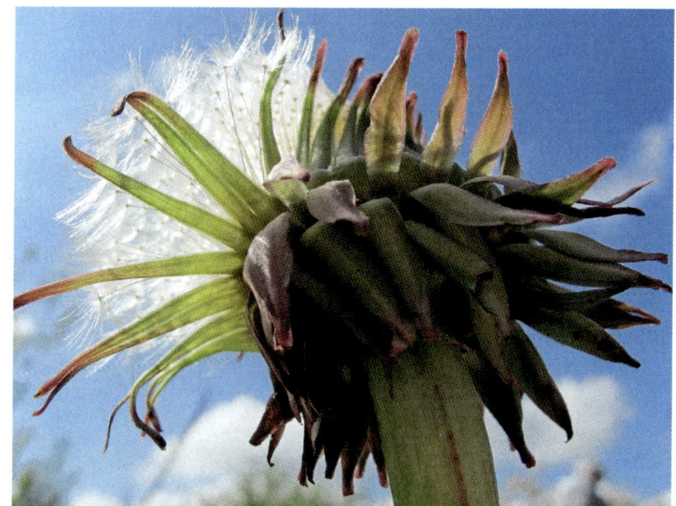

Bereit zum Abflug: halb geöffnete Pusteblumenknospe von unten.

Das Holzelement in der TCM[61]: die Leber im Körper und die Pflanzenwelt auf der Erde

Das chinesische Schriftzeichen Mu für das Holzelement stellt einen Baum dar und bedeutet unter anderem auch Jupiter. Löwenzahn wird in mehreren Kulturen diesem Planeten zugeordnet, dessen Tier der Löwe ist.[62]

Flexibilität bei Stabilität

Das Holzelement ist wie die Pflanzenwelt und wie im Besonderen der Löwenzahn sehr flexibel und variabel. Dasselbe kann auch vom Leberfunktionskreis gesagt werden. Wachstum, das »Grünende«, sich Ausbreitende sind Eigenschaften sowohl der Pflanzenwelt als auch des Leberfunktionskreises. Dabei sorgen beide durch ihre ausgleichenden Funktionen für dauerhafte Stabilität.

Energie und Wasser verteilen

Der Leberfunktionskreis hat im Körper die Aufgabe, den weichen Fluss des Qi, der Energie, zu kontrollieren sowie das Blut zu speichern, das als Ausgleichsreservoir für die Ernährung von Muskeln, Sehnen und Gelenken bei Aktivität dient. Die Pflanzenwelt hat auf der Erde die Aufgabe, das Wasser zu speichern, zu verteilen und zu harmonisieren. Manche betrachten die Wasserwege als Blutkreislauf der Erde und die Flüsse als lebensspendende Adern. Pflanzen leiten Wasser aus dem Boden wieder nach oben und verdunsten es in die Luft. Sie binden dabei große Mengen an Wasser, um es langsam und den Temperaturen entsprechend wieder zu verteilen, und stabilisieren damit in großem Maße das Wetter. Sie fangen in hohen Bergregionen trockener Gebiete das Wasser wieder ein, wie im Himalaja, dem Libanon oder den Kanaren, wo die Feuchtigkeit der Wolken an Nadeln und Blättern der Bergbäume und -büsche kondensiert, herabtropft und dieses Wasser zu Bergbächen gesammelt große Regionen bewässern kann, wo es selten regnet.

Im Körper wird nach den Lehren der TCM dem Leberfunktionskreis die Verteilung der Energie zugeordnet. Ist dieser Fluss im Körper blockiert, dann staut sich die Energie. Ist diese länger gestaut, kann es zu Ansammlungen von Flüssigkeiten und auch Hitzebildung kommen, wodurch Entzündungen entstehen können. Ist die Energie ungleich verteilt oder insgesamt zu wenig vorhanden, kann es Energiemangelzeichen wie Müdigkeit, Schwäche oder eine mangelnde Funktionsfähigkeit des betroffenen Bereichs geben. Ist sie blockiert, können Störungen im Bewegungsfluss wie Muskelverspannungen und -steife, eingeschränkte Gelenkbeweglichkeit und Schmerzen entstehen. In China sagt man, ein gesundes Holzelement soll so stabil und gleichzeitig so biegsam wie ein Bambus sein.

Das Licht einfangende Auge

Das Sinnesorgan des Leberfunktionskreises ist das Auge, über das Licht in den Körper hereingelassen und wahrgenommen wird. Auf der Erde fangen Pflanzen das Sonnenlicht auf, um diese Energie in Materie, in Stärke und Zucker, umzuwandeln, von der Mensch und Tier Nahrung, Fasern und Baustoffe haben. Als Kohle und Erdöl ist diese eingefangene Sonnenenergie ein Ausgangsmaterial für Brennstoffe, um Wohnhäuser zu wärmen und die Mobilität des Menschen zu beschleunigen. Selbst alle Stoffe der organischen Chemie wie beispielsweise Plastik stammen ursprünglich aus diesem verdichteten Pflanzenmaterial, das über Jahrtausende zu Erdöl wurde.

In der Tiefe gespeicherte Stoffe an die Oberfläche bringen

Das Holzelement sorgt dafür, dass Potenziale und Begabungen, die im Wasserelement oder dem Nierenfunktionskreis (wo das Erbgut sitzt) gespeichert sind, mobilisiert und nach außen gebracht werden können. Die Fähigkeiten Entschlusskraft, Initiative und Fantasie sind dem Leberfunktionskreis zugeordnete Qualitäten, die dafür sorgen, dass »dieses Potenzial aus dem Sammelbereich der Vergangenheit«, wie es Carl Herman Hempen im »dtv-Atlas Akupunktur« so

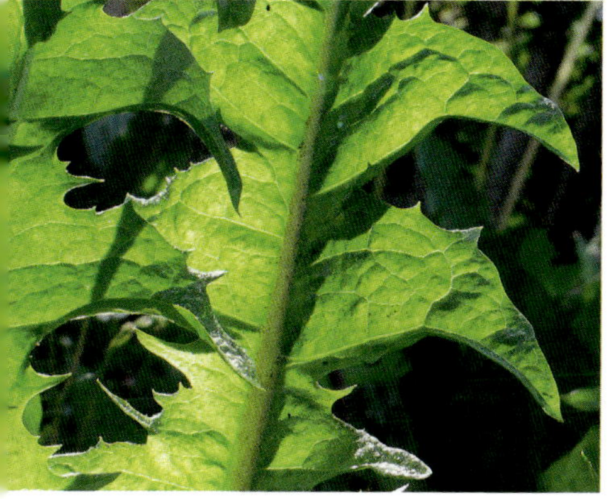

Löwenzahnblätter.

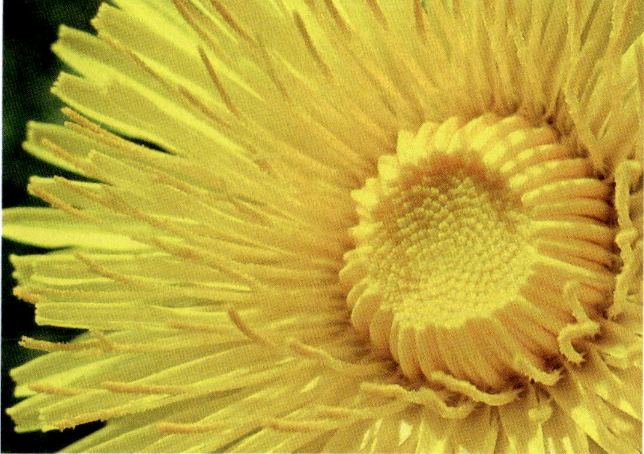

Ausschnitt einer Löwenzahnblüte.

treffend formuliert, an die Ebene des Herzens geführt und ins Dasein gebracht werden kann.

Pflanzen binden die in der Erde gespeicherten Mineralien an ihre Wurzeln und führen sie nach oben, um sie dort in mannigfachen Farb- und Formspielen zu verwenden und wieder über die Erde zu verteilen.

Die Leber im Menschen sorgt bei ungestörter Funktion für Aufschlüsselung, Verteilung und Entsorgung von Nähr- und Giftstoffen. Auf der Gefühlsebene schafft sie eine möglichst ungehinderte Entfaltung der inneren Veranlagungen und Begabungen und zudem einen Ausgleich der Emotionen.

Auflösung von Ansammlungen und Entgiftung als Schutz

Die Leber ist das große Entgiftungsorgan des Menschen. Sie kann Gifte im Blut rasch verstoffwechseln, die dann über Stuhl, Urin, Haut und Schleimhäute ausgeschieden werden. Dies schützt den Körper vor giftigen Ansammlungen aufgenommener oder im Körper entstandener Schadstoffe.

Pflanzen transformieren die Luft, absorbieren giftige Gase, verwandeln Kohlendioxid in Sauerstoff und kreieren damit eine wärmedämmende, Weltallstrahlung filternde und Kometen abbremsende Schutzschicht um die Erde. Auf Temperatur- und Feuchtigkeitsunterschiede wirken sie regulierend und gleichen auch hier Extreme aus. Und sie widerspiegeln die Planetenkonstellationen, indem sie den Jahreskreis und die Jahreszeiten ausdrücken und damit einen größeren natürlichen Rhythmus zeigen. Sie sind wie eine Uhr, an der erkannt werden kann, ob es Frühling oder Herbst ist.

Zusammengefasst lässt sich sagen: Im Mineralischen, im Wasserkreislauf, im Lichtkreislauf und bei der Wärmeregulation, in den Lüften und allen Elementen ist die Pflanzenwelt bewegend, bündelnd, verteilend, man könnte sagen: organisierend und ausgleichend am Werk. Sie macht das Leben auf der Erde überhaupt erst möglich und ernährt, schützt, beatmet alle später entwickelten Wesen wie Tier und Mensch.

Im Körper entspricht die Leber dieser »grünen« Funktion und organisiert und verteilt Nähr- und Giftstoffe. Sie organisiert auch das von den Ahnen ererbte, in der Tiefe schlummernde Potenzial und bringt es bei ungehinderter Funktion zur Entfaltung. Das ihr zugeordnete Sinnesorgan Auge lässt das Licht herein und verhilft damit zu Orientierung und Erkenntnis.

Auf alle diese Funktionen haben Leberheilkräuter einen regulierenden Einfluss. Löwenzahn weist sich insbesondere durch seine Flexibilität als solches aus und kann somit überall da eingesetzt werden, wo organisierende, harmonisierende oder entfaltende, flexibel machende Funktionen nicht richtig funktionieren, wo Ansammlungen oder Stauungen entstanden sind.

Löwenzahn bringt den Frühling in den Körper

Bei Stauungen oder Ansammlungen von Flüssigkeiten oder Gasen, wie Verdauungsbeschwerden, Stuhlverstopfung, Gallestau, Wasseransammlungen, stockender Muttermilch, stockenden Geburten, Ansammlungen von Harnsäure (bei Gicht) in Gelenken und bei Rheuma, Drüsenschwellungen, Geschwürbildungen der Haut, Ansammlung von Zuckerstoffen bei Diabetes mellitus, Ansammlung von Cholesterin, Anhäufung von Giftstoffen und zur Blutreinigung wird Löwenzahn traditionell benutzt. Es sind immer Ansammlungen von Stoffen oder Flüssigkeiten an Stellen, an die sie nicht gehören, wie Störungen des Gallen-, Harn-, Lymph- und Milchflusses. Hier kann die das Qi bewegende, Flexibilität herstellende Energie des Löwenzahns das Ganze wieder in Fluss bringen. Und weil er auch die Verdauungssäfte und den Urin fließen lässt, kann man angesammelte Stoffe wieder besser ausscheiden und Reststoffe endgültig loswerden.

Bei Ansammlungen wie Eiter in der Haut, Hautunreinheiten, Akne, Entzündungen wie roten Flecken, Juckreiz oder Pigmentflecken kann er diese verteilen und ausscheiden helfen. Auch entzündliche, hitzige Schleimansammlungen im Kopf- und Halsbereich, Nasennebenhöhlenentzündungen, Bronchitis und Heuschnupfen kann Löwenzahn wieder in Fluss bringen und klären. Weil die Tendenz für Stauungen und Ansammlungen im Köper im Winter stärker ist, ist Löwenzahn einer der klassischen Helfer für den inneren Frühjahrsputz.

Außerdem schützt Löwenzahn vor verschiedensten Schadstoffen und Giften. Wie die Pflanzenwelt einen schützenden Gasgürtel um die Erde bildet und Ansammlungen von Giftstoffen wieder verteilt, schützt Löwenzahn den Körper vor Infektionen sowie insbesondere Leber und Gehirn vor Giftstoffen. Und er stärkt das Immunsystem. Zudem hilft Löwenzahn dabei, dass das Licht wieder in den Körper kommt: Augenerkrankungen, entzündete, tränende Augen, dunkle Flecken im Sichtfeld sowie Linsentrübungen sind traditionelle Anwendungsgebiete. Er »putzt« also die Augen und scheint grauem Star vorbeugen zu können. Durch seine verdauungsfördernden Wirkungen unterstützt er die Aufnahme und Bereitstellung der von Pflanzen transformierten Lichtenergie aus der Nahrung. Doch auch das »Licht« im übertragenen Sinne, die Lebensfreude, wird vom Löwenzahn über seine die Emotionen ausgleichenden Wirkungen unterstützt. Wenn sich nach der Betrachtungsweise der TCM die Leber in Harmonie befindet, kann man sich freuen. Und durch Freude entsteht Lebensenergie.

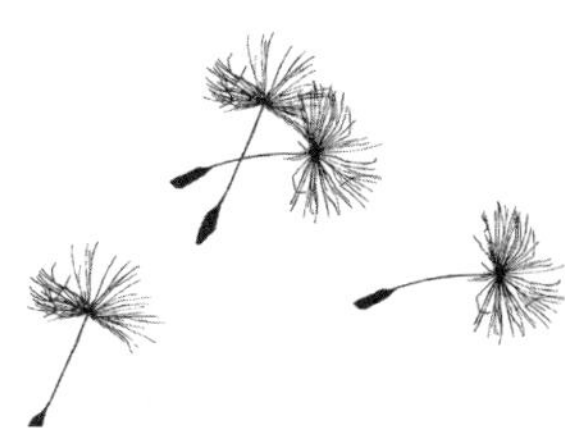

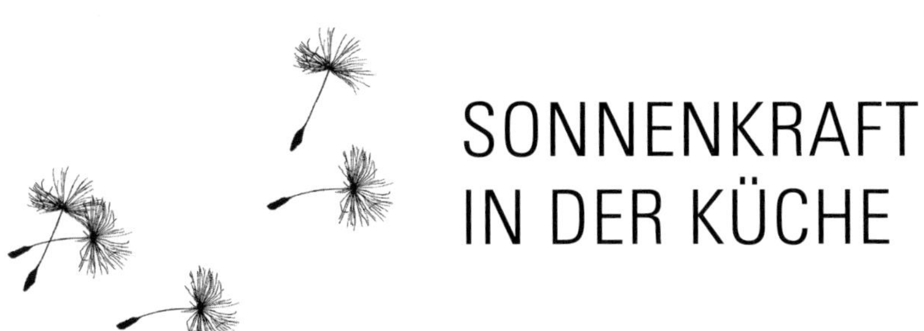

SONNENKRAFT IN DER KÜCHE

Gesunde Inhaltsstoffe

Man kann Löwenzahn mit Haut und Haar verspeisen, wirklich alles an ihm kann gegessen werden. Mancherorts trifft man noch auf die Meinung, der weiße Milchsaft sei giftig. Doch der Löwenzahn ist nicht nur ungiftig (einschließlich des Milchsafts!), er enthält sogar erstaunlich viele wertvolle Vitamine und Mineralstoffe wie Vitamin A, Vorstufen von Vitamin A, Lutein und Zeaxanthin, Vitamin B1, B2, B3, B5, B6, Folsäure, Cholin, Vitamin C, E, K, Kalzium, Eisen, Magnesium, Mangan, Phosphor, Kalium, Natrium und Zink. Dabei ist in den Blüten besonders viel Beta-Carotin enthalten. Der Gehalt an Eisen und Kalzium der Löwenzahnblätter soll höher sein als im Spinat. Die Wurzel enthält Inulin, womit die günstigen Wirkungen auf Darmbakterien und den Zuckerstoffwechsel in Zusammenhang gebracht werden. Der Gehalt an Bor und Kalzium soll für die positiven Effekte auf Arthrose und Osteoporose verantwortlich sein.

Salat und Gemüse

Die Blätter sammelt man, sobald sie im Frühling sichtbar sind bis kurz vor der Blütezeit. Mancherorts kann man sie sogar im Winter pflücken. Sie ergeben einen sehr schmackhaften Salat und sind jung kaum bitter. Ab der Blütezeit sind sie nicht mehr so zart, aber weiterhin essbar. Bei den Eskimo gelten die frischen Blätter als wertvolle Vitaminquelle und sind auch als Beigabe zu Fischsuppe bekannt. Um Blätter und Blütenstängel zu entbittern, kann man sie klein geschnitten fünfzehn Minuten in leicht gesalzenes Wasser einlegen, dann schmecken sie wie Endiviensalat. Wenn man die Blütenstängel vor dem Einlegen in Streifen teilt, kringeln sie sich lustig und werden zu einer knackigen essbaren Dekoration.

Die Blütenstängel können ebenfalls für Salate und Gemüse roh oder gekocht beziehungsweise gedünstet genommen werden. In der Schweiz gibt es die Tradition, um Ostern Eiersalat mit Löwenzahnstängeln zu essen.

Auch die Blüten kann man frisch zum Beispiel für Salate nehmen, selbst kurz nach der Blüte, wenn die oberen gelben Blütenblätter gerade abgefallen sind und die Pusteblume noch nicht entfaltet ist – auch dann schmecken sie noch gut. Pfarrer Künzle schrieb, dass gerade die Bergbevölkerung, die sonst wenig Gemüse habe, den im Überfluss vorhandenen Löwenzahn im Frühling als Salat oder Spinat nutzen sollte.

Man kann Blätter und Blütenstängel frisch oder entbittert auch Gemüsegerichten beigeben, zu Spinat pürieren, in Teig ausbacken oder als Brotbelag verwenden. Kräutergerichte wie Kräuterkartoffeln, Kräuterkäse oder Eierspeisen wie Rührei können ebenfalls mit entbittertem Löwenzahn zubereitet werden.

Blütenstängel-Kringelspaghetti

Man nimmt pro Person eine gute Handvoll frische Löwenzahn-Blütenstängel ohne Blüte. Diese teilt man längs in 2 bis 3 Streifen und legt sie in eine große Schüssel warmes Wasser, dem 1 bis 2 Esslöffel Salz zugegeben wurden. Dies entbittert die Stängel umso mehr, je länger man sie einlegt. Ich lasse sie gern 30 Minuten bis 2 Stunden ziehen. Das Wasser zwischendurch einmal auswechseln und erneut durch leicht gesalzenes kaltes Wasser ersetzen. Die Stängel kringeln sich dabei. Die Kringel dann in einem Topf mit Siebeinsatz ungefähr 10 Minuten dämpfen, bis sie weich sind. Sie werden dabei grasgrün. Mit Tomatensauce und einigen Pinienkernen servieren. Der Geschmack ist fein, gar nicht oder nur diskret bitter, ähnlich dem Spargel. Und sie sind butterzart!

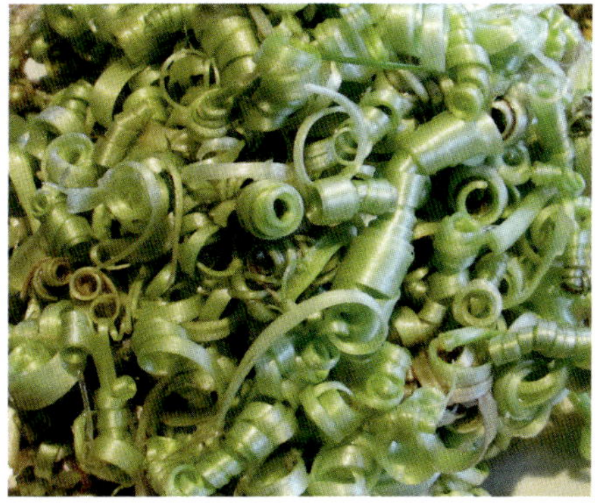

Löwenzahn-Blütenstängel nach dem Entbittern in Salzwasser.

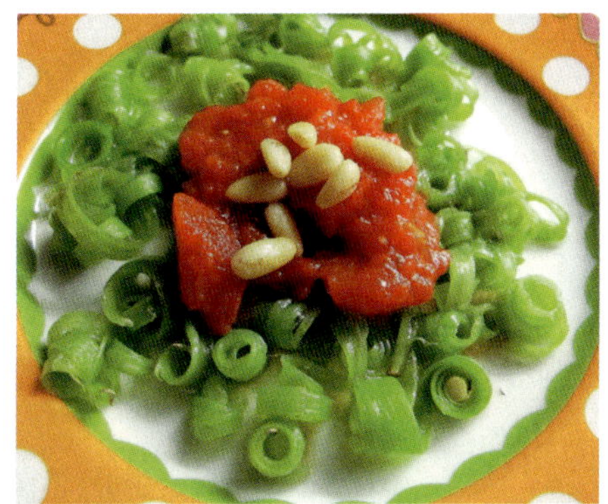

Blütenstängel-Kringelspaghetti.

Getrocknete Spaghetti als Vorrat

Man kann diese Löwenzahnspaghetti das ganze Jahr über genießen, denn sie lassen sich getrocknet gut aufbewahren. Hierzu werden die Kringel nach dem Wässern in Salzwasser gut abgetropft und auf Küchen- oder Zeitungspapier zum Trocknen verteilt. Wenn sie ganz trocken sind, in einem gut verschließbaren Gefäß aufbewahren. Zum Verzehr werden sie wie echte Spaghetti in leicht gesalzenem Wasser kurz, nur etwa 3 bis 5 Minuten, gekocht. Dann schmecken sie wie die frischen Stängelspaghetti und werden ebenfalls grasgrün.

Mancherorts werden die ganzen Pflanzen oder die Blätter zuerst in etwas Wasser mit Zitronensaft oder Essig blanchiert, das entbittert sie ebenfalls, und dann in Öl kurz gebraten. Dies lässt sie knusprig werden und schmeckt gesalzen für meinen Geschmack sehr gut.

Die Blüten kann man roh für Salate, für Gelee, zu gebratenem Gemüse, aufgebrüht frisch oder getrocknet für Tee verwenden. Löwenzahnblüten-Tee kann ein leicht süßes bis spargelähnliches Aroma entfalten. Noch geschlossene Blütenknospen können roh im Salat verspeist, für Gemüsegerichte verwendet oder wie Kapern sauer eingelegt werden.

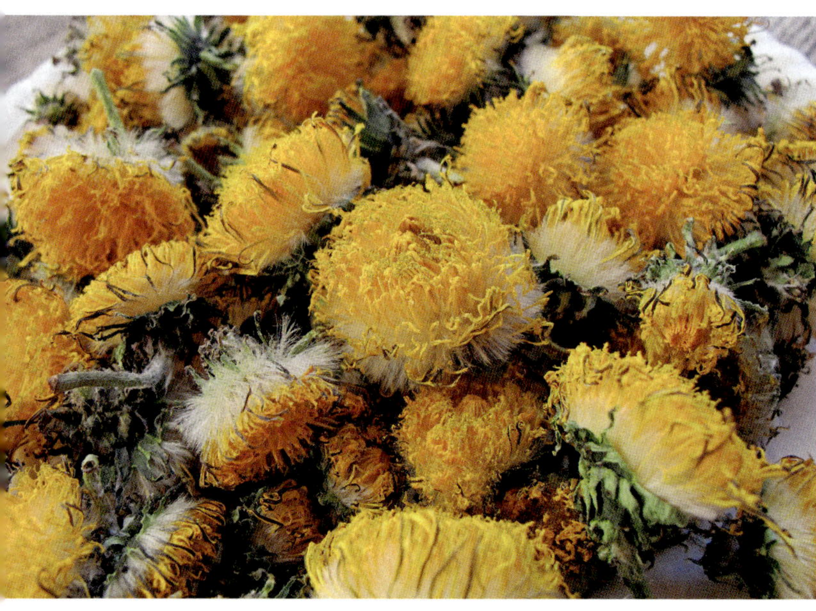

Für einen sonnigen Maitee übers ganze Jahr: getrocknete Löwenzahnblüten.

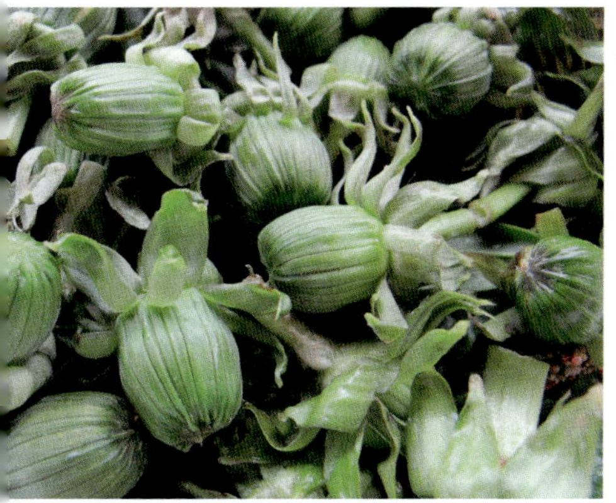

Löwenzahn-Blütenknospen schmecken roh oder eingelegt lecker!

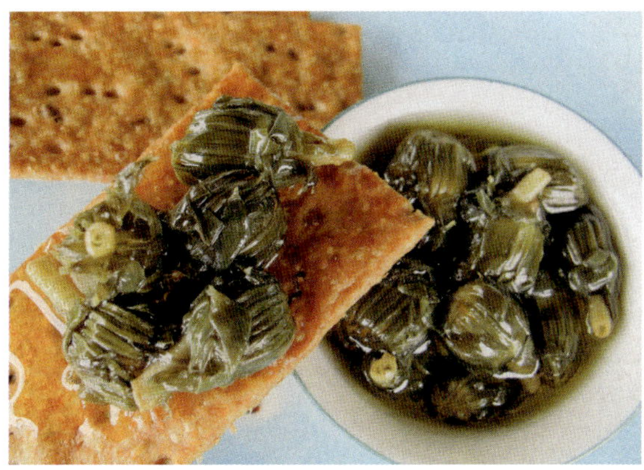

In Öl eingelegte Löwenzahn-Blütenknospen mit Kräckern.

Eingelegte Löwenzahn-Blütenknospen

400 ml Obstessig
200 ml Wasser
½ EL Salz
1 TL brauner Zucker
¼ TL Cayennepfeffer, nach Geschmack
gut 4 Handvoll Löwenzahn-Blütenknospen ohne Stängel
Sonnenblumen-, Oliven- oder ein anderes gutes Speiseöl

Essig, Wasser, Salz, Zucker und Cayennepfeffer im zugedeckten Topf kurz aufkochen. Die Löwenzahn-Blütenknospen ohne Stängel portionsweise etwa 2 Minuten darin sieden, herausfischen und mindestens 2 Stunden abtropfen lassen. In gut verschließbare Gläser füllen und mit so viel Öl auffüllen, dass alles gut mit Öl bedeckt ist. Die Kapern sind auf diese Weise monatelang haltbar.

Nach diesem Grundrezept können alle essbaren Blütenknospen, zum Beispiel auch vom Bärlauch, oder junge Fichtenspitzen, zubereitet und konserviert werden. Man kann die Löwenzahnknospen auch roh oder kurz gekocht für Salate oder Gemüsegerichte nehmen, sie schmecken nicht oder kaum bitter.

In der beschriebenen Essigmarinade lassen sich auch große Löwenzahnblätter 2 bis 3 Minuten blanchieren, dann sind sie nicht oder kaum mehr bitter und können zum Beispiel zum Umwickeln von Klößchen, ähnlich Weinblättern, genommen werden. So lässt sich auch Bratwurstbrät mit den blanchierten Blättern umwickelt und dann fünfzehn Minuten im heißen Wasserdampf in einem Topf mit Siebeinsatz dämpfen. Das geht natürlich auch mit anderen Füllungen und schmeckt würzig-gut.

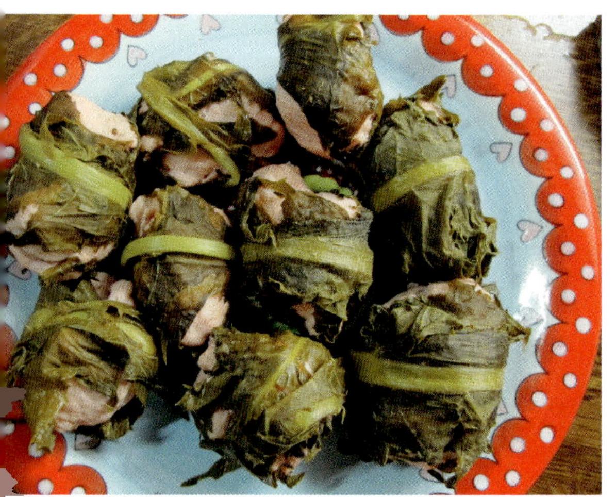

Mit entbitterten Löwenzahnblättern umwickelte und dann gedämpfte Bratwurstbrät-Klößchen.

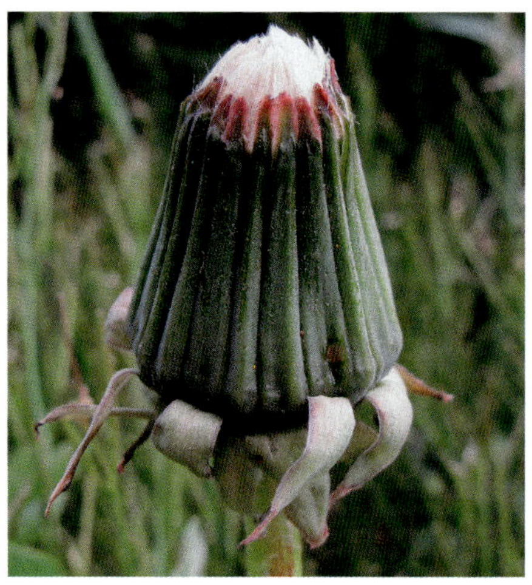

Knospe kurz nach der Blüte, jetzt kann man die Blütenköpfe ebenfalls noch essen, sie schmecken noch nicht haarig.

Um ausgewachsene Löwenzahnblätter als Gemüse zu essen, muss man sie längere Zeit weichkochen, sonst sind sie sehr zäh. Menominee-Indianer kochten sie mit Ahornsaft-Essig als Gemüsebeilage, oft zu Fleischspeisen. Nach den Lehren der TCM wird die gesunde Wirkung auf die Leber durch die Zubereitung mit Essig noch erhöht. Hier ein Rezeptbeispiel für ein leberpflegendes saures Blattgemüse.

Löwenzahnblätter-Gemüse

Löwenzahnblätter können wie folgt entbittert werden:

1 gute Handvoll Blätter klein schneiden. 400 ml Apfelessig mit 200 ml Wasser, 1 Teelöffel braunem Zucker und ½ Teelöffel Salz mischen und zum Kochen bringen. Die Blätter zugeben und im sanft köchelnden Sud so lange kochen, bis sie nicht mehr bitter und genügend weich sind. Die Kochzeit hängt sehr davon ab, wie kräftig die Blätter sind: Im Sommer geerntete etwa 20 cm lange, kräftige Blätter benötigen rund 20 Minuten, kleinere, zartere Blätter von einer regelmäßig gemähten oder abgeweideten Wiese entsprechend weniger lang. Die gekochten Blätter ähneln Sauerkraut und können als Gemüsebeilage oder für Gemüsegerichte eingesetzt werden. Die saure Qualität stärkt nicht nur die Leber, sondern hilft auch, fettreiche Mahlzeiten wie Fleischgerichte zu verdauen.

Löwenzahnblüten-Rezepte

Ich freue mich im Frühjahr schon auf die ersten Löwenzahnblüten, denn sie schmecken würzig und etwas süß. Natürlich muss man schauen, wo man sie pflückt, denn die Wegränder, an denen Löwenzahn gern wächst, sind oft von Hunden gut »gedüngt« worden. Vor dem Essen sollte man außerdem die manchmal in den Blüten sitzenden kleinen Käferlein ausschütteln, auch sie haben ihre Freude am Löwenzahn. Es gibt Rezepte für Süßes aus Löwenzahnblüten, zum Beispiel Sirup, Honig, kandierte Blüten sowie Löwenzahnblüten-Wein. Bei manchen nordamerikanischen Indianern nahm man Blüten als kräftigenden Geschmacksgeber für Getränke.

Löwenzahnblüten-Honig mit Zucker

1–2 Bio-Zitronen
1 l Wasser
4 große Handvoll Löwenzahnblüten
1 kg Zucker

Die Zitronen gut waschen, die Schale abreiben und ins Wasser geben. Die Löwenzahnblüten dazugeben und alles 7 bis 8 Minuten kochen lassen. Absieben und das Wasser mit dem Saft der Zitronen und dem Zucker unter Rühren auf kleiner Flamme zu einem dicken Sirup einkochen, was eine Zeitlang dauert. Ab und zu kann man etwas auf einen Teller tropfen und abkühlen lassen, um zu

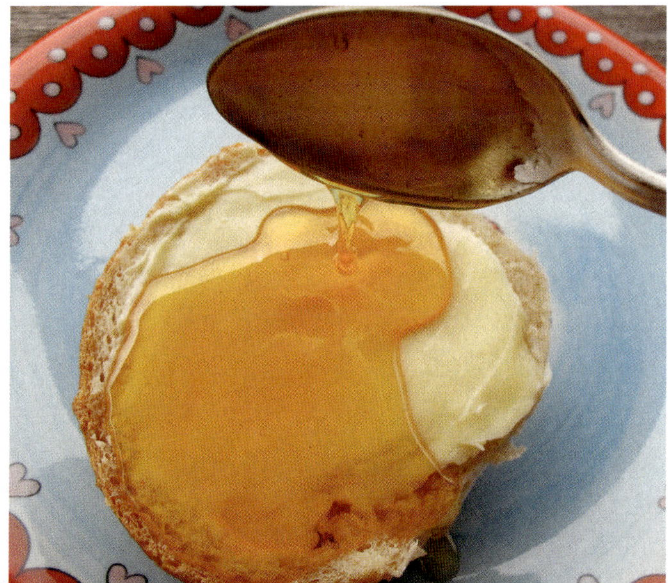

Löwenzahnblüten-Honig auf einem Brötchen.

prüfen, ob er dick genug ist, denn heiß ist er dünnflüssiger. Hat er die richtige Konsistenz, wird er in gut verschließbare Gläser gefüllt. Abkühlen lassen – und fertig ist der lange haltbare und wunderbar aromatische Löwenzahn-Honig, der überhaupt nicht bitter schmeckt. Will man dünneren Sirup, kann man die Kochzeit verkürzen.

Der Sirup kann in derselben Weise mit Löwenzahnblättern zubereitet werden. Beides wurde früher bei Husten verabreicht.

Beim Sammeln der Blüten sollte man so früh dran sein, dass sie sich gerade öffnen, nämlich dann, wenn die Sonne hervorkommt. Es ist gut, wenn die Mitte der Blüte noch geschlossen ist. Jedenfalls lohnt es sich, vor den Bienen da zu sein, weil dann mehr süßer Nektar in den Blüten verbleibt, wodurch die Leckereien noch feiner schmecken.

Löwenzahnblüten-Butter

250 g Butter in der Pfanne schmelzen lassen, 2 gute Handvoll frische ungewaschene Blüten dazugeben und einmal kurz köcheln lassen, dabei gut umrühren. Die Pfanne vom Herd nehmen, abkühlen und über Nacht im Kühlschrank ruhen lassen. Am nächsten Tag die Pfanne erhitzen, sodass die Butter schmilzt, aber nicht mehr kocht, dabei gut umrühren. Vom Herd nehmen und durch ein Sieb mit einem sauberen Küchentuch in eine Schüssel pressen. Die Blüten im Tuch gut auspressen, indem man die Tuchenden zusammenschlägt und auswringt. Die so gewonnene noch flüssige Butter in einer Form im Kühlschrank fest werden lassen. Sie schmeckt rahmig, sehr lecker nach Blütenpollen. Sie gibt einen wunderschön gelben Brotaufstrich. Man kann die Blüten auch in der Butter belassen und mitessen, sollte sie dann aber rasch verbrauchen, da die Blüten relativ schnell schimmeln können.

Löwenzahn-Schaumwein nach Ilse Sibylle Dörner

10 gute Handvoll frische Löwenzahnblüten
2 Bio-Zitronen
2 Bio-Orangen
3 kg Zucker
6 l Wasser
etwas Weinhefe

Löwenzahn-
blüten-Butter.

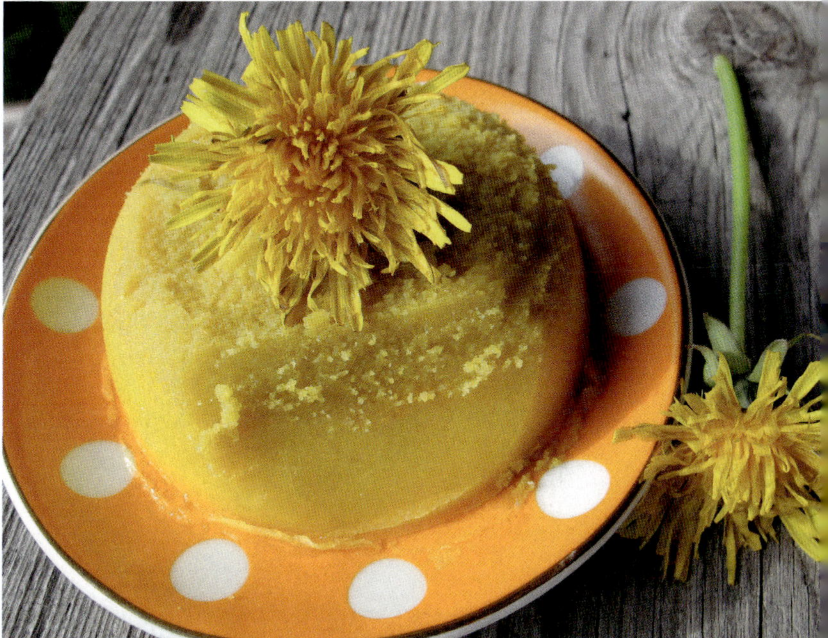

In einem großen Topf die Löwenzahnblüten mit den spiralförmig abgeschälten Zitronen- und Orangenschalen, dem Zucker und Wasser 15 Minuten kochen. Dann durch ein feines Sieb gießen, die Flüssigkeit abkühlen lassen. Die Hefe mit wenig lauwarmem Wasser anrühren, dazugeben und das Ganze in ein bauchiges Gärgefäß füllen, zum Beispiel ein kleines Mostfaß. Mit einem Gärkorken verschließen und 5 Tage an einem gleichmäßig warmen Ort ziehen lassen. Dann durch einen Trichter, in den ein feines Passiertuch (zum Beispiel ein sauberer Nylonstrumpf) gelegt wurde, in stabile ausgekochte Sektflaschen abfüllen. Diese müssen einen dicken Boden haben, sonst können sie unter dem Gärdruck platzen. Mit Kunststoffpfropfen verschließen und den Verschluss mit Draht sichern. Bis zur Verwendung 2 Monate im Keller lagern.

Nach zwei Monaten kann man den schaumigen Wein unter Korkenknallen genießen. Er gelingt nicht immer, dafür macht das Ganze viel Spaß. Auch mit anderen feinen Blüten wie Holunderblüten kann ein solcher Sekt hergestellt werden.

Nach der Blüte kommen dann die Samen. Sie kann man zum Beispiel sammeln, indem man eine noch nicht ganz offene Pusteblume an ihrem »Haarschopf« packt, möglichst alle Samen zwischen den Fingern einer Hand festhält, um mit der anderen Hand die Samen in ein Gefäß zu streifen. Meditative Geduld und Windstille sind hierbei günstig. Wer die weißen Borsten nicht wegwer-

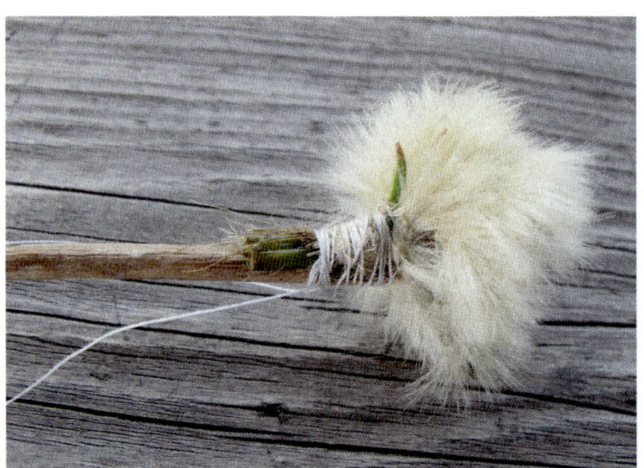

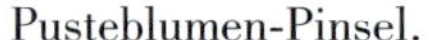

Pusteblumen-Pinsel.

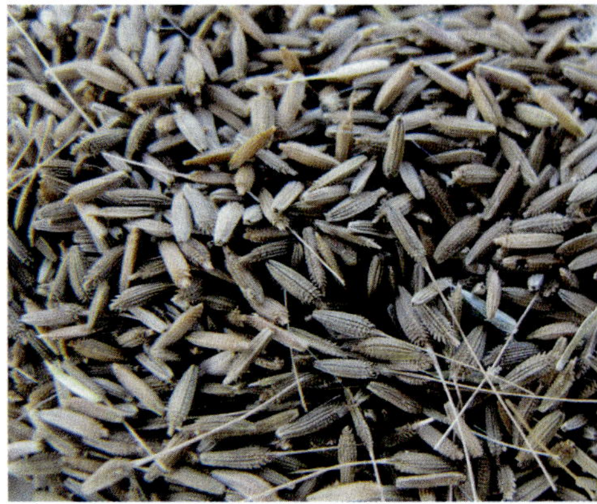

Von den »Fallschirmen« abgestreifte Löwenzahnsamen.

fen will, kann daraus einen Pinsel basteln, indem er sie am Ende eines kleinen Stocks festbindet. Oder er benutzt ein größeres Büschel als Feueranzünder.

Die Samen können getrocknet und dann sehr lange aufbewahrt werden. Man kann sie als gesunde Streuwürze ähnlich wie Kümmel über Speisen oder Müsli geben.

Sie lassen sich auch frisch in der heißen trockenen Pfanne ähnlich wie Maiskörner »poppen«, dann sind sie knusprig und können pur oder als Zutat für andere Gerichte verwendet werden. Auch roh geknabbert oder in Fett geröstet und gesalzen schmecken sie gut.

Aus den Pusteblumen wird außerdem ein mild schmeckender Tee zubereitet, der beruhigende Wirkungen haben soll.

Pusteblumen-Tee

1 Teelöffel Pusteblumen-Samen (mit Fallschirm) oder eine ganze Pusteblume mit Blütenstumpf mit 1 Tasse kochendem Wasser aufgießen und 10 Minuten ziehen lassen. Der Tee färbt sich hellgelb und schmeckt neutral.

Man kann die Pusteblumen auch sammeln, wenn sie am Abend geschlossen sind, und sie an einem trockenen, vor Zugluft geschützten Ort trocknen lassen, sie gehen dann auf wie Hefeklöße, können getrocknet lange aufbewahrt werden und verlieren, wenn man sie nicht drückt, die Samen nicht so leicht. Daraus lässt sich dann einfach und recht dekorativ mit einer Blume pro Tasse ein Tee zubereiten.

Die Löwenzahnwurzel in der Küche

Die Wurzeln können je nach Verwendungszweck im Frühling oder Herbst und bis in den Winter hinein gesammelt werden. Im Frühjahr enthalten die Wurzeln mehr Zuckerstoffe und deutlich weniger Inulin im Vergleich mit den Herbstwurzeln. Daher schmecken sie im Frühjahr auch etwas süßer. Für die Kaffeebereitung kann man die Wurzeln das ganze Jahr über sammeln. Für eine bessere Ausbeute und um sich Arbeit zu ersparen, sind generell die Herbstwurzeln zu bevorzugen, da sie um einiges dicker und damit ergiebiger sind. Für Heilzwecke bei Zuckerkrankheit empfehlen sich aufgrund ihres höheren Inulingehalts ebenfalls die Herbstwurzeln. Beim Graben der Wurzel sollte diese wenn möglich nicht brechen, sodass der wertvolle weiße Milchsaft nicht ausfließen kann. Dies ist aber bei tief sitzenden Wurzeln manchmal nicht zu vermeiden.

Löwenzahn bietet ein wertvolles Wild-Wurzelgemüse. Man sollte die Wurzeln allerdings entbittern: durch Einlegen in Salzwasser oder Essigwasser, Kochen in Wasser unter Zugabe von etwas Salz, Essig oder Zucker (Kochwasser

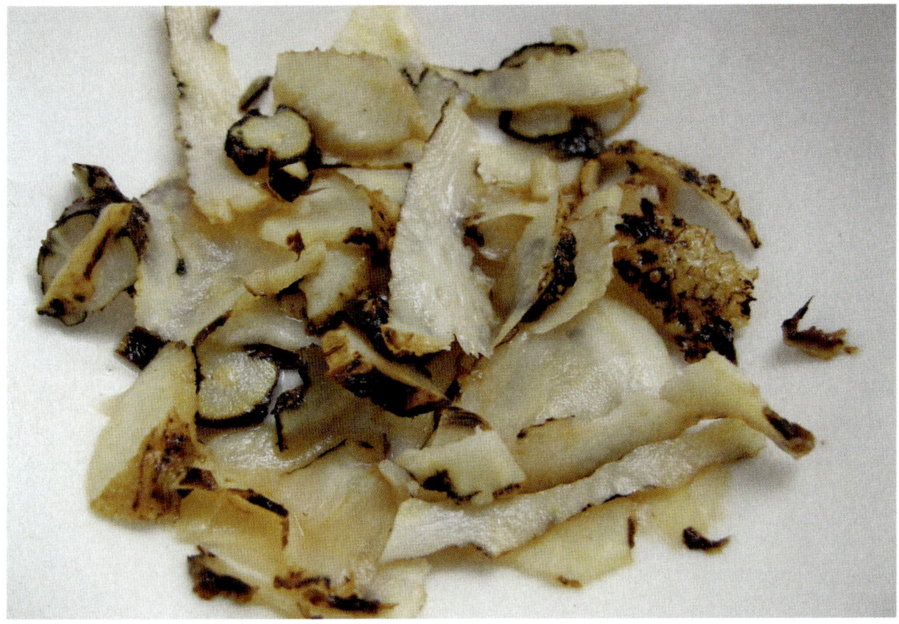

Löwenzahnwurzel als Gemüse.

zwischendurch austauschen), durch langsames Rösten oder langes Spülen unter fließendem Wasser. Nun lässt es sich zu den unterschiedlichsten Gerichten, ähnlich wie Karotten oder Spargel, verarbeiten.

Löwenzahnwurzel als Gemüse

Ich schneide frische, gewaschene Löwenzahnwurzeln in Scheibchen oder mit dem Sparschäler in dünne Scheiben und koche sie dann 5 Minuten in Essigwasser aus 400 ml Apfelessig mit 200 ml Wasser. Man muss die Wurzeln nicht schälen. Danach spüle ich sie kurz ab, damit sie nicht ganz so sauer schmecken. Sie sind dann noch etwas knackig und schmecken säuerlich-aromatisch, vielleicht etwas nach Selleriewurzel.

Aus der getrockneten, gerösteten und gemahlenen Wurzel kann ein gesunder Kaffeeersatz zubereitet werden. Das ist eine alte Tradition und recht einfach. Er schmeckt sehr fein, kommt »richtigem« Kaffee wirklich nah und ist zudem magen- und herzschonend. Aus dem Pulver kann auch Espresso zubereitet werden.

Auch Wegwarten (*Cichorium intybus* L.), Ferkelkraut- (*Hypochaeris*-Arten) und Milchkrautwurzeln (*Leontodon*-Arten) eignen sich, gleichermaßen zubereitet, für einen Kaffee-Ersatz. Sie sind im Kapitel »Gelbe Doppelgänger« ab Seite 133 beschrieben.

Löwenzahnwurzel-Kaffee

Man sammelt die Wurzeln im Frühjahr vor der Blüte oder im Herbst, wäscht sie gut oder bürstet sie trocken ab. Jedenfalls müssen sie sauber sein, brauchen aber nicht geschält werden. Die Wurzeln werden an einem dunklen luftigen Ort getrocknet, dann schneidet man sie in kleine Stücke. Diese werden in einer trockenen Pfanne bei mittlerer Hitze unter ständigem Wenden geröstet, bis sie angenehm riechen (nicht anbrennen lassen). Dasselbe geht auch mit frischen Wurzeln, die man klein geschnitten in der Pfanne unter Wenden so lange röstet, bis sie sehr gut trocken sind. Dann lässt man sie abkühlen und mahlt sie in der Kaffeemühle oder in einem Steinmörser zu Pulver.

Je nach Geschmack nimmt man 1 Teelöffel Pulver oder mehr pro Tasse, brüht es mit kochendem Wasser auf und lässt es kurz ziehen, ½ bis 1 Minute oder auch länger, danach absieben. Oder man bereitet einen Löwenzahnwurzelespresso mit dem Espressokocher.

Geröstete getrocknete Löwenzahnwurzel-Stückchen.

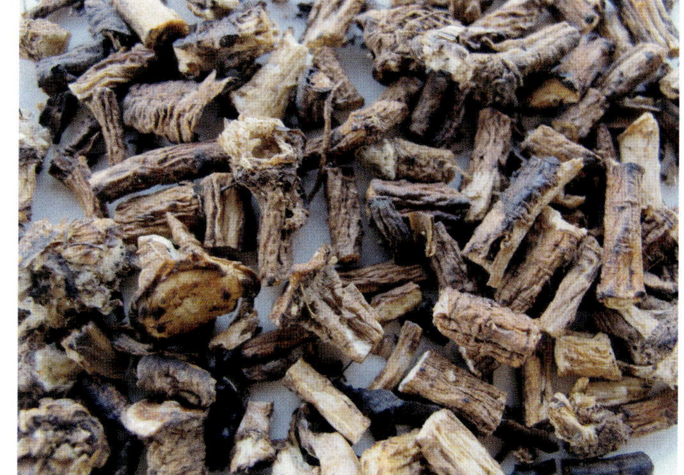

Rechts Löwenzahnkaffee, links geröstete Wurzel, vorn wurde sie gemahlen.

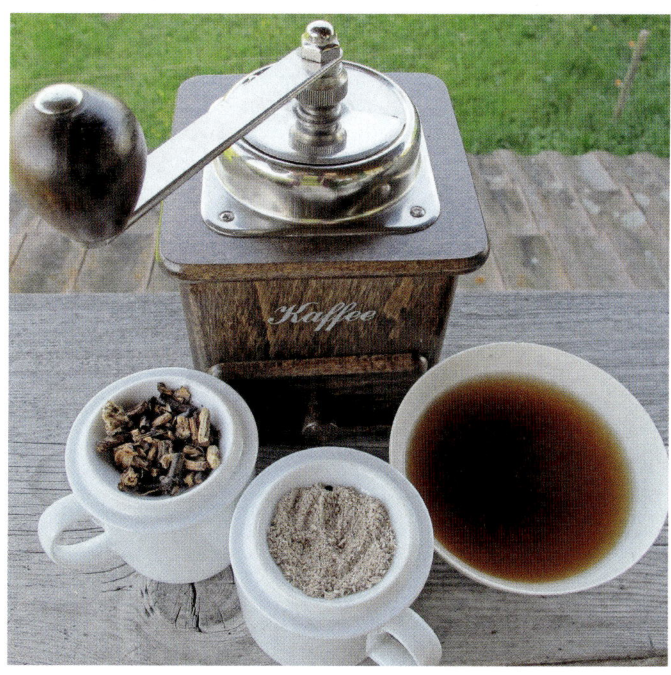

Eine ganz besondere Spezialität ist Löwenzahnwurzel-Eis. Laut seinem Erfinder Peter Becker ein Lieblingseis der Kinder – mit Karamellgeschmack. Es ist wirklich lecker! Die Zubereitung erfolgt in zwei Schritten, zuerst braucht es nämlich einen Wurzelsirup.

Löwenzahnwurzel-Eis nach Peter Becker

Schritt 1: Löwenzahnwurzelsirup
100 g Löwenzahnwurzeln
1 l Wasser
1½ kg Zucker

Löwenzahnwurzeln ausgraben (am besten nach ein paar Regentagen) und waschen. Danach möglichst klein schneiden und in einer trockenen Pfanne unter ständigem Wenden so lange rösten, bis sie dunkelbraun und trocken sind. Das kann schon 20 bis 30 Minuten dauern. Dann mit 1 Liter Wasser aufkochen und in diesem Wasser ziehen lassen, bis sie weich sind. Das Ganze wird fein püriert, mit dem Zucker versetzt und nochmals gekocht, bis es einen Sirup ergibt.

Schritt 2: Eis
1 Teil abgekühlter Löwenzahnwurzel-Sirup
1 Teil eisgekühlte Sahne
1 Teil Milch mit Eigelb. Hierfür wird pro Viertelliter Milch ein Eigelb beim Erhitzen unter dem Siedepunkt eingerührt, sodass es dicklich wird, ohne dass die Milch dabei kocht.

Alles wird zusammengerührt und in der Eismaschine zu leckerem Löwenzahneis verrührt.

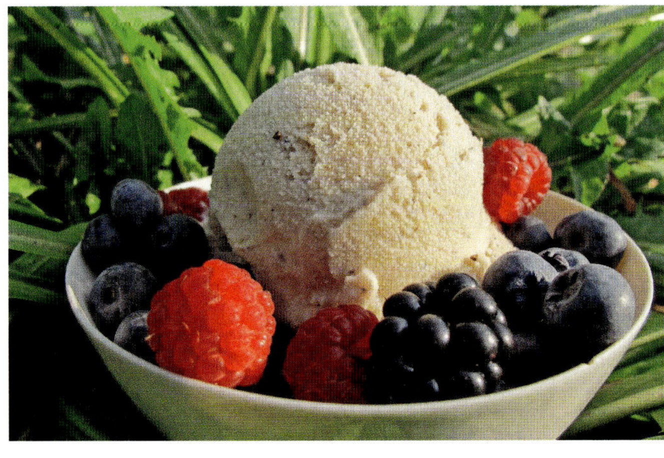

Die leckere Löwenzahnwurzel-Eiscreme.

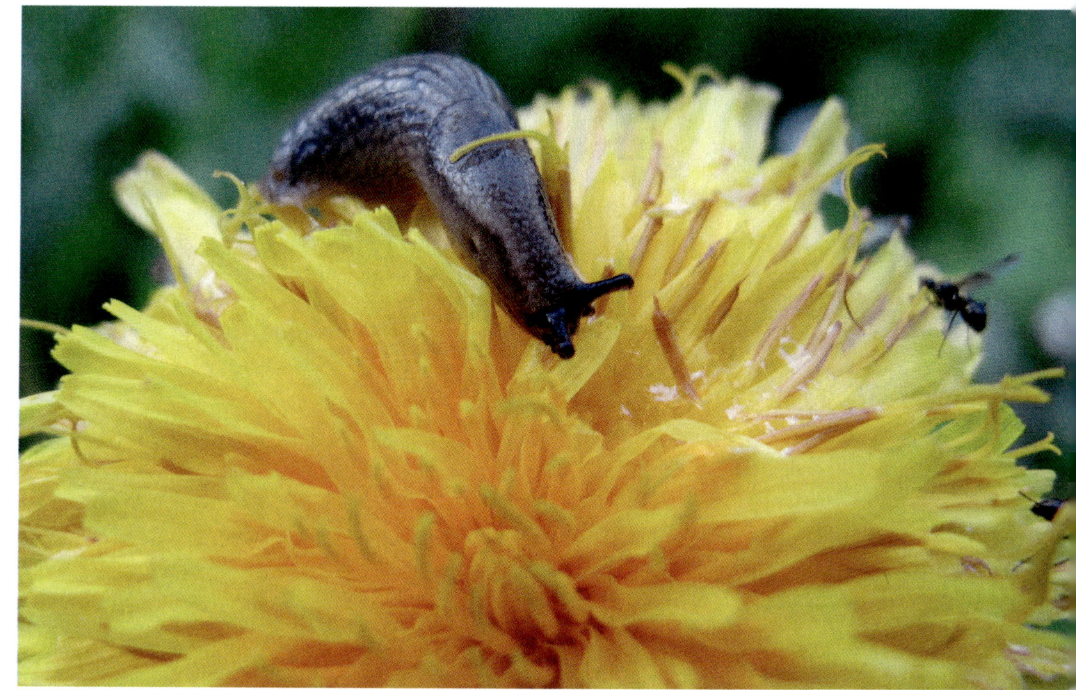

Essbar für Mensch und Tier

Löwenzahn ist nicht nur für Menschen ein vielseitiges Nahrungsmittel, sondern für wohl alle wilden und domestizierten Weidetiere, Nagetiere und Vögel. Wir hielten früher Kaninchen und Meerschweinchen, die Löwenzahn mit Freude verspeisten. Sie hatten ihn so gern, dass ich als Kind immer darüber staunte, wie sie diese bitteren Blätter so unglaublich schnell vernaschen konnten.

Sehr viele Insekten ernähren sich von ihm oder lassen ihre Nachkommen in seinen Blütenknospen heranwachsen. Auch Regenwürmer vermehren sich an seinen Wurzeln. Vor allem sein Nektar wirkt verlockend für flotte Bienen und andere Insekten. Doch auch klebrige Anhängerinnen fahren auf ihn ab und können ihn ganz schön abgrasen.

Noch ein erstaunliches Rezept – wenn auch nicht zum Essen

Löwenzahn ist äußerst vielseitig, nicht nur in seinen Heilwirkungen und in der Küche, er hat sich nun auch auf den Weg gemacht, die Straßen und die Automobilbranche zu erobern. Die in Usbekistan und Kasachstan heimische Löwenzahnart *Taraxacum kok-saghyz* enthält in den Wurzeln so viel Gummi, dass sie im Zweiten Weltkrieg zur Gummiherstellung verwendet wurde, als der Rohstoff aus dem Gummibaum nicht erhältlich war. Dieses Verfahren wird heute wieder ausprobiert, um eine in Europa wachsende anspruchslose Pflanze als Gummirohstoff und Alternative zum asiatischen Kautschuk zu nutzen. Wer Radier- oder Kaugummi ökologisch selbst herstellen möchte, kann es mit folgendem Rezept versuchen.

Gummi aus Löwenzahn

Man gräbt im Frühjahr zur Blütezeit eine gute Handvoll frische Löwenzahnpflanzen mit Wurzeln aus, trennt die Wurzeln ab, wäscht sie und zerkleinert sie, am besten im Mixer oder mit dem Stabmixer. Dann gibt man etwas Wasser dazu, sodass das Ganze gut flüssig ist, rührt mehrmals um und siebt die Flüssigkeit durch ein Tuch ab, sodass die festen Bestandteile zurückbleiben. Nun gibt man ungefähr ein Drittel der Menge Obstessig dazu. Nach einiger Zeit sollten an der Oberfläche der braunen Flüssigkeit kleine weiße Gummifetzchen schwimmen, die man vorsichtig abschöpft und auf einem Backpapier auf einen Haufen setzt. Wenn man genug zusammen hat, kann man den Haufen zusammenkneten, über Nacht trocknen lassen, und fertig ist der Gummi.

Vermutlich braucht es mehrere Versuche, bis es klappt (mir ist es jedenfalls in bisher drei Anläufen zu verschiedenen Jahreszeiten nicht gelungen, den Gummi zu extrahieren). Es braucht dafür den richtigen Gehalt an Milchsaft, die entsprechende Zerkleinerung und das richtige Wasser-Säure-Verhältnis. Daher kann dieses Rezept nur wahren Tüftlern und Enthusiasten empfohlen werden.

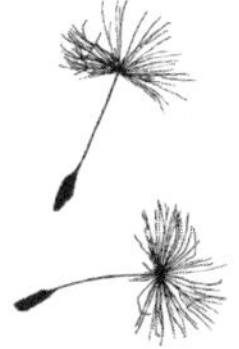

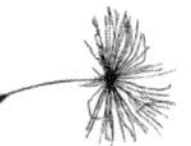

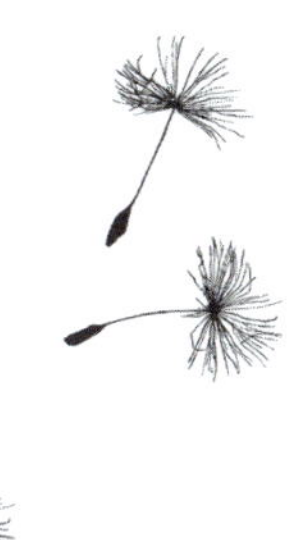

DEN LÖWENZAHN NUTZEN – PRAKTISCHE HINWEISE

Löwenzahn erkennen und unterscheiden

In Europa trifft man vor allem den gewöhnlichen Löwenzahn an, *Taraxacum officinale* agg. Er breitet sich allerdings in die ganze Welt aus, sodass man ihn quasi überall finden kann. Dazu kommt, dass in der Volksmedizin die unterschiedlichen Löwenzahnarten gleich verwendet werden und es keinen wesentlichen Unterschied zu machen scheint, welche Art man vor sich hat.

Botanisch gehört Löwenzahn zur Familie der Korbblütler und trägt immer nur eine Blüte pro Stängel. Doch auch damit spielt er: Besonders auf gut gedüngten Plätzen findet man auch Zwillings- oder gar Drillings- und Vierlingsblüten auf einem gemeinsamen Stängel. Möglicherweise hängt das mit seiner Fähigkeit zu ganz unterschiedlichen Chromosomenanzahlen zusammen. Diese sind normalerweise doppelt vorhanden, was als »diploid« bezeichnet wird. In ihnen ist das Erbgut gespeichert. Löwenzahn nun kann auch dreifache und vierfache Chro-

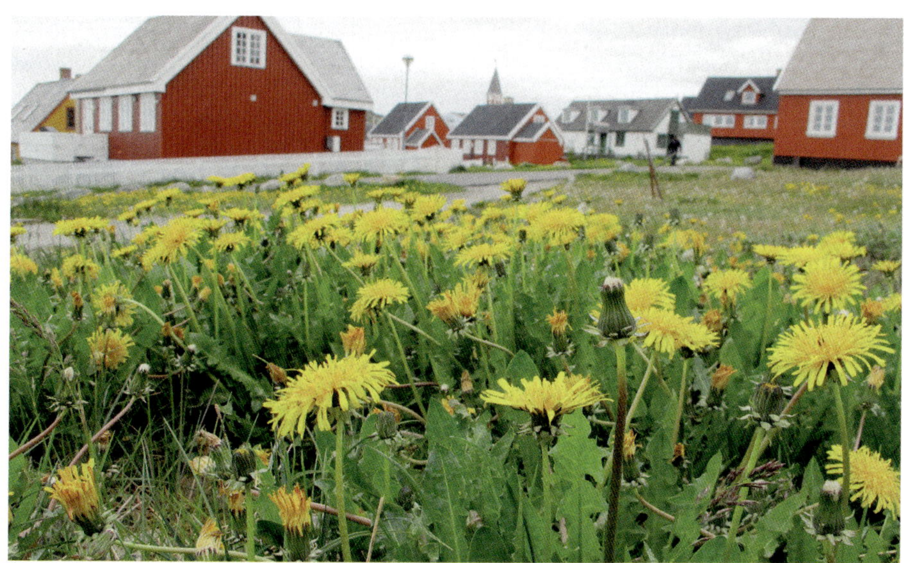

Löwenzahnwiese in Grönlands Hauptstadt Nuuk im Juli.

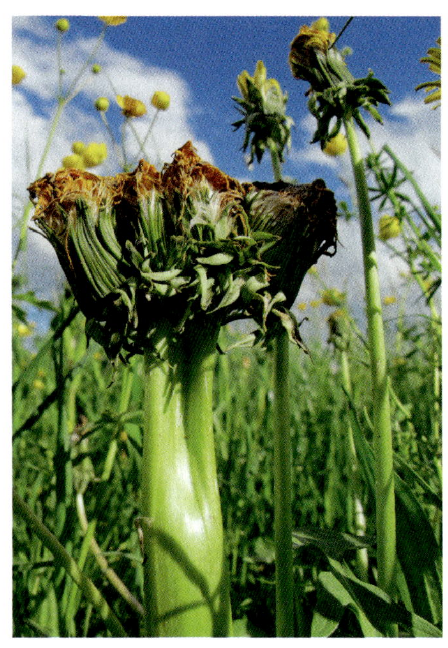

Verblühter Löwenzahn mit ungewöhnlichen vier Blütenansätzen, rechts daneben »normale« Blütenstängel mit einer Blüte.

Rechts oben: Verschiedene Blattformen des Löwenzahns.

Unten: Besonders prächtige, gut gedüngte Löwenzahn-Blattrosette am Ackerrand. Die Blätter dieses Exemplars sind fast bis auf die weißliche Mittelader eingeschnitten und damit stark gezackt.

mosomensätze haben. Pflanzen mit dreifachen Sätzen können sich auch ohne Befruchtung vermehren. Selten können zudem noch einzelne Chromosomen zusätzlich vorhanden sein oder fehlen, sodass beim Löwenzahn viele denkbare und wohl auch undenkbare Variationsmöglichkeiten gefunden werden.

Selbst mit dem Geschmack und den Inhaltsstoffen kann man auf derselben Wiese recht Unterschiedliches erleben beim Kosten von Löwenzahnblüten oder -blättern. Er soll wohl eine der Pflanzen sein, die ihre Inhaltsstoffe von Standort zu Standort, von Pflanze zu Pflanze und im Verlauf der Jahreszeiten, sogar im Tagesverlauf so stark variieren wie kaum andere. Auch bei Untersuchungen über die Aufnahme von Schwermetallen aus belasteter Erde wurde diese Variabilität aufgezeigt. Dies befähigt den Löwenzahn, sich noch flexibler an die Umweltbedingungen und an Schädlinge anzupassen.

An den hohlen glatten Blütenstängeln, an denen keine Blätter oder Schuppen sitzen, kann man ihn von ähnlichen gelben Wegrand- und Wiesenblumen unterscheiden. Lediglich ein paar weißliche Flaumhaare kann man auf den Stängeln finden.

Am Boden breiten sich die Blätter rund um die Blütenstängel in einer grundständigen Rosette aus. Sie sind immer länglich geformt, botanisch wird das »lanzettlich« genannt, können dann aber gezackte, bis ganz an die Mittelader eingeschnittene oder ganzrandige Formen haben. Auch hier ist der Löwenzahn recht variabel.

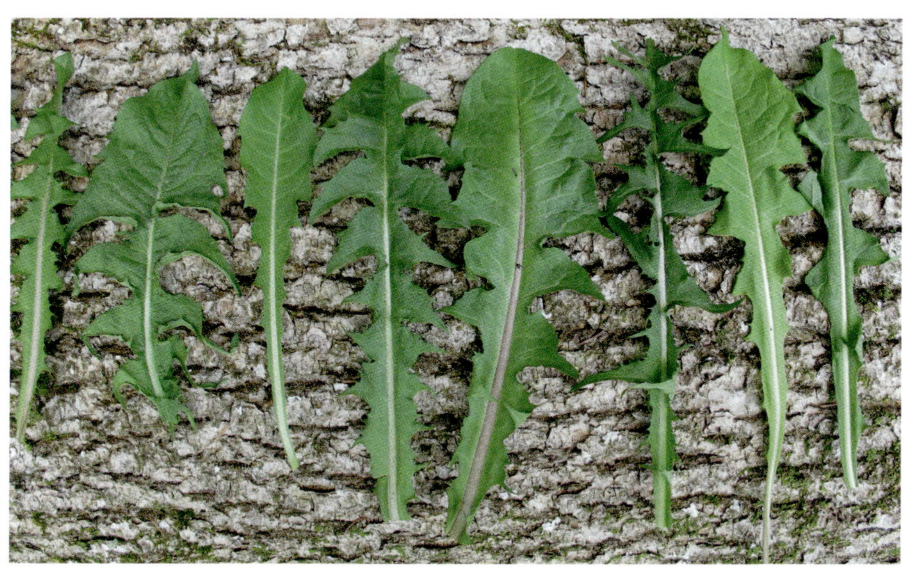

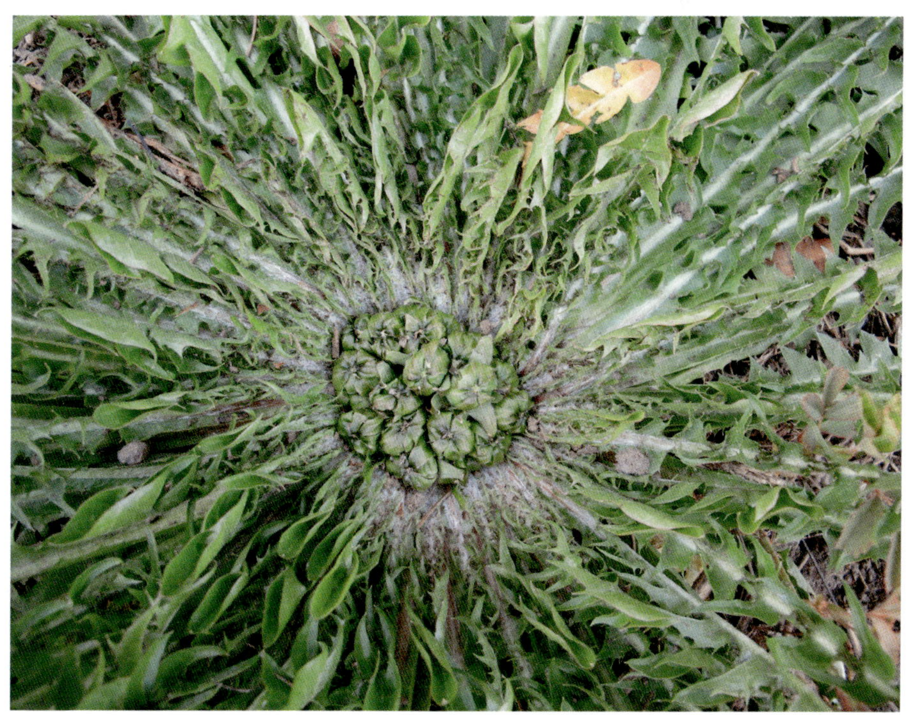

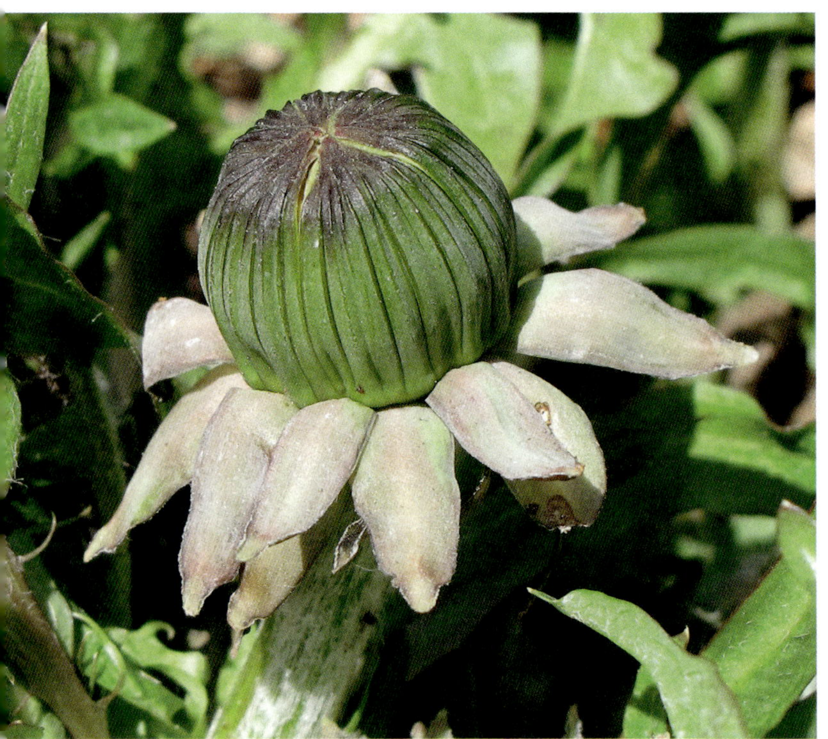

Löwenzahn-Blütenknospe im April. Die schmalen inneren grünen Hüllblätter umschließen die noch geschlossene Blüte, die äußeren breiteren Hüllblätter stehen ab und biegen sich leicht nach unten.

Rechts: Abflugbereite Löwenzahnsamen mit ihrem langen Stiel am weißen, borstigen Haarkranz, mit dem sie wie Fallschirme fliegen können.

Die goldgelben Blüten besitzen zwei Reihen grüne Hüllblätter, die außen und unterhalb der Blüte sitzen und diese einhüllen, solange sie noch nicht geöffnet ist. Die äußeren Hüllblätter sind oft breiter und biegen sich bei manchen Arten wie *Taraxacum officinalis* nach unten. Es gibt jedoch Arten wie den Sumpf-Löwenzahn, *Taraxacum palustre* Symons, bei denen diese Hüllblätter anliegend sind. Die inneren Hüllblätter umschließen die noch ungeöffnete oder wieder geschlossene Blüte, bis sie sich ein letztes Mal zum Abflug der Samen, der »Pusteblume« wieder öffnen. Diese grünen Hüllblätter unterhalb der Blüten sind eine Hilfe, um ihn von anderen gelben Blüten zu unterscheiden.

Löwenzahn öffnet seine Blüten nur nach dem Eintreffen der ersten Sonnenstrahlen, bei Regenwetter, Trockenheit und abends schließen sie sich und sind dann wieder von den inneren grünen Hüllblättern geschützt.

Löwenzahnsamen, die man botanisch »Früchte« nennt, sind wie kleine Fallschirme: Die mit kleinen Häkchen versehenen Samen hängen an einem langen Stiel (botanisch »Schnabel« genannt), an dessen oberem Ende ein weißer Haarkranz sitzt (»Pappus«). Mit dessen Hilfe fliegen die Samen bei einem kleinen Lufthauch davon.

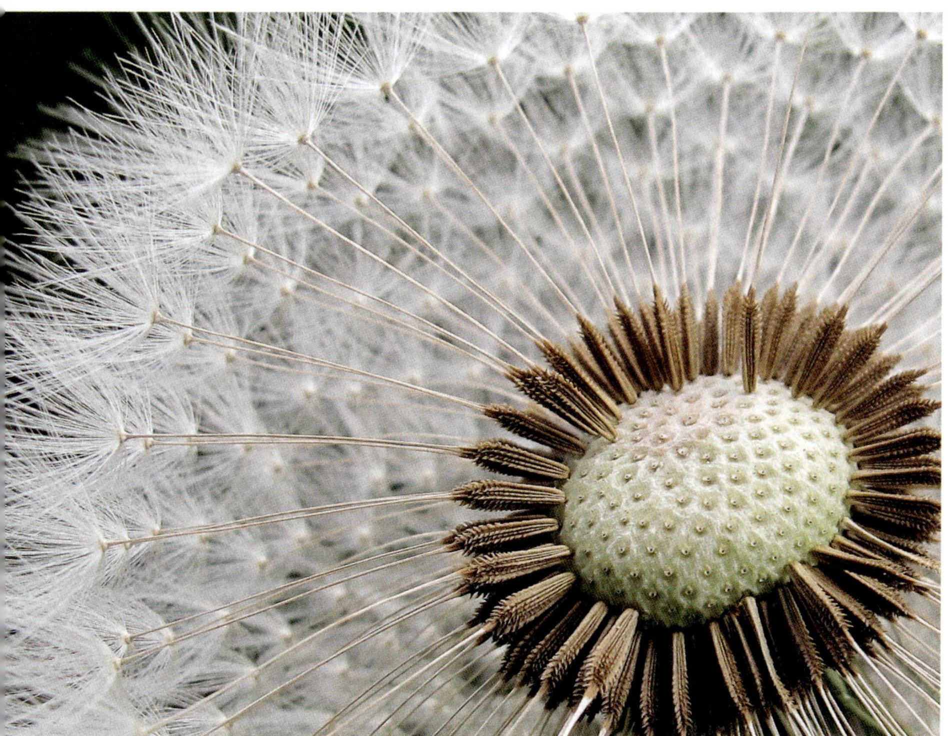

Gelbe Doppelgänger

Löwenzahn hat eine ganze Reihe von Doppelgängern unter den gelbblühenden Pflanzen. Zu ihnen gehören die Habichtskräuter (*Hieracium*-Arten), Ferkelkräuter (*Hypochaeris*-Arten) und Wiesenbocksbart (*Tragopogon pratensis* L. s. l.). Eine weitere Artengruppe, die sehr ähnlich aussehenden Milchkräuter, nennt man sogar gleich, nämlich ebenfalls Löwenzahn, lateinisch allerdings *Leontodon*. Das Freudige daran: All die vielfältigen hier genannten Doppelgänger sind ebenfalls essbar.

Dazu kommt, dass der Löwenzahn eine der ersten gelbblühenden Pflanzen des Jahres ist (Huflattich ist noch früher dran) und damit vor den anderen Doppelgängern blüht, sogar vor den Gräsern. Er blüht ungefähr mit den Kirsch- und Apfelbäumen im April und Mai, die meisten anderen gelbblühenden Korbblütler sind erst später offen. Doch ist dies stark abhängig von der Wärme des Standortes.

Man muss schon die Geheimmerkmale kennen, um sie alle zu unterscheiden: Am besten geht das beim Betrachten der Blütenköpfe von unten: Habichts-,

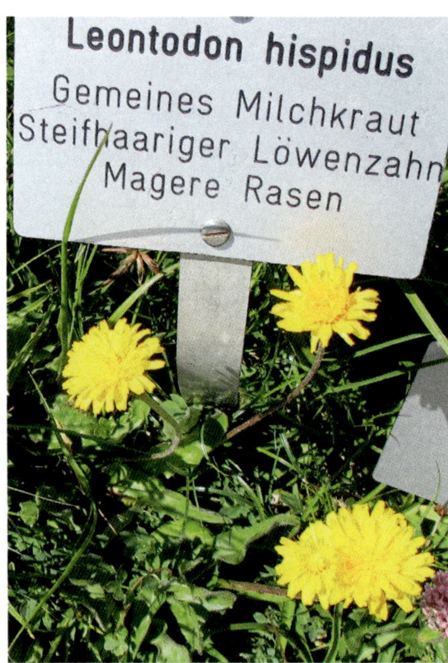

Alpenpflanzengarten Schynige Platte, Wilderswil, im Juli. Milchkraut sieht von oben betrachtet dem Löwenzahn sehr ähnlich.

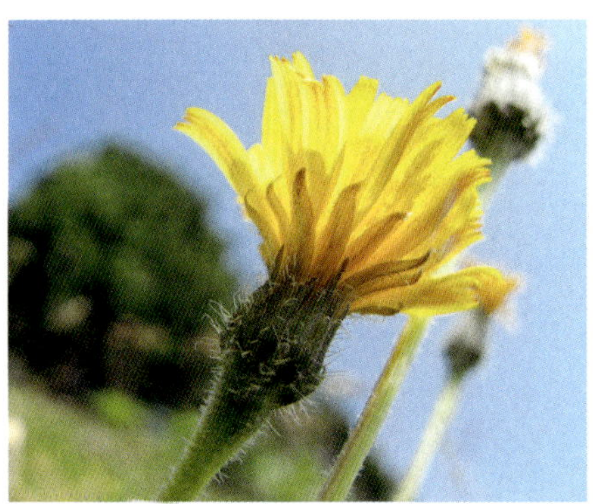

Von unten betrachtet hat das Gewöhnliche Raue Milchkraut (*Leontodon hispidus* L. s. l.) im Unterschied zum Löwenzahn behaarte und dachziegelartig angeordnete, verschieden lange Blütenhüllblätter. Sie hüllen die gelben Blütenblätter außen und unterhalb ein und sind grün, die äußeren sind nicht wie beim gewöhnlichen Löwenzahn nach unten gebogen.

Milch- und Ferkelkräuter haben dachziegelartig angeordnete, unterschiedlich lange Hüllblätter an den Blüten. Beim Gewöhnlichen Löwenzahn (*Taraxacum officinale* agg.) sind sie dagegen zweireihig und gleich lang, wobei sich die äußeren nach unten biegen.

Die Blüten des Wiesenbocksbarts sind ebenfalls sehr ähnlich wie die des Löwenzahns, blühen zur gleichen Zeit und manchmal am selben Standort. Doch beim Wiesenbocksbart sitzen meist mehrere Blüten auf einem gemeinsamen Stängel, an dem länglich zugespitzte (nicht gezähnte), den Stängel umhüllende Blätter zu finden sind. Die Blütenstängel des Löwenzahns haben dagegen keine Blätter.

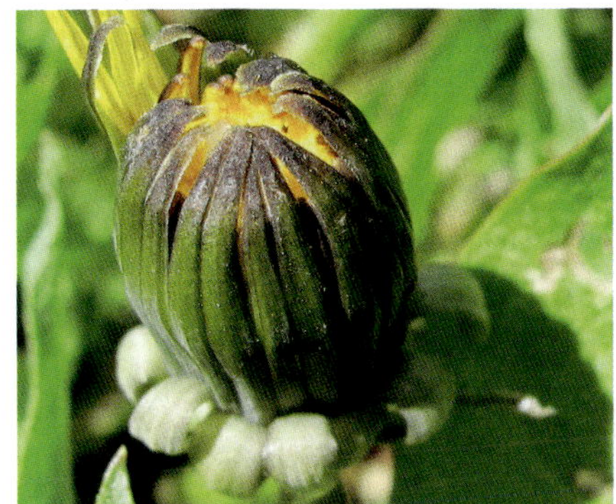

Sich öffnende Löwenzahnblüte. Die grünen Hüllblätter sind gleich lang, der äußere Kranz der Hüllblätter biegt sich nach unten.

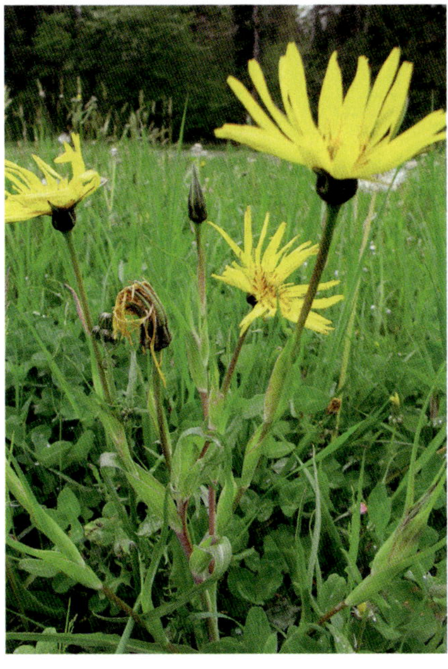

Der ebenfalls essbare Wiesenbocksbart (*Tragopogon pratensis* L. s. l.). Er trägt längliche, zugespitzte Blätter auf verzweigten Stängeln. Löwenzahn-Blütenstängel sind dagegen immer ohne Blätter.

Wiesenbocksbart bildet ebenfalls »Pusteblumen«, die sich vom Löwenzahn in manchen Merkmalen unterscheiden. Sie sind nicht so schneeweiß, haben weniger, dafür größere Samen und die Haare an den Fallschirmen bilden ein Netz, sind also gefiedert. Löwenzahn-Fallschirmhaare (Pappus) sind ungefiedert, also unverzweigt wie Haare.

Auch der weiße Borstenkranz der Samen von Ferkel- und Milchkräutern ist im Gegensatz zu Löwenzahn gefiedert. Aber für diese Betrachtung braucht es schon eine Lupe.

Ferkelkräuter kommen manchmal am gleichen Standort wie Löwenzahn vor, blühen jedoch oft später. Dem Löwenzahn ähneln sie von oben, haben aber

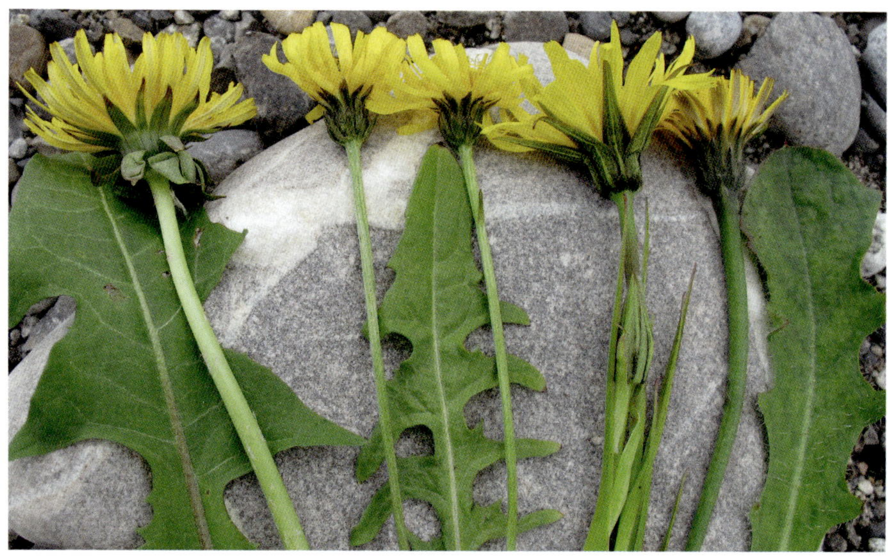

Vier ähnliche Blüten mit ihren Blättern: Links Gewöhnlicher Löwenzahn (*Taraxacum officinale* agg.) mit zweireihigen grünen Hüllblättern, wovon die untere Reihe nach unten gebogen ist. Zweite und dritte von links Wiesenpippau (*Crepis biennis* L.) mit zweireihigen Hüllblättern und einem kleinen Blatt am rechten Blütenstängel. Vierte von links Wiesenbocksbart (*Tragopogon pratensis* L. s. l.) mit gleich langen einreihigen Hüllblättern und verzweigtem beblättertem Stängel. Ganz rechts Wiesenferkelkraut (*Hypochaeris radicata* L.) mit dachziegelartigen, verschieden langen Hüllblättern an der Blüte und behaartem Blatt. Alle sind essbar, wobei Wiesenbocksbart mit Abstand am besten schmeckt; alle anderen Blüten können leicht bis stärker bitter schmecken.

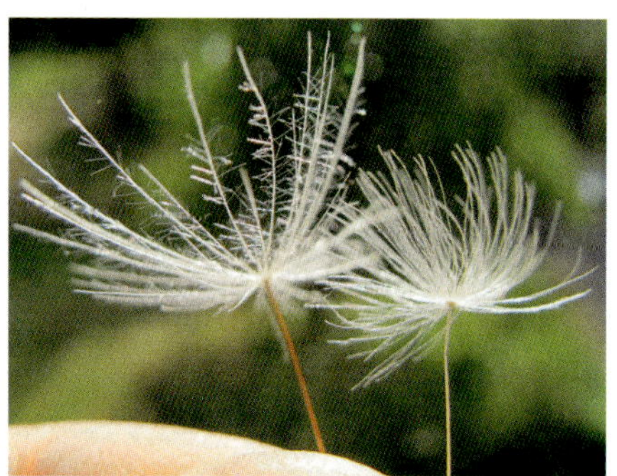

Links gefiederte Borstenhaare (Pappus, mit Seitenhaaren) des Wiesenferkelkrauts (*Hypochaeris radicata* L.), rechts ungefiederte Borstenhaare des gewöhnlichen Löwenzahns (*Taraxacum officinale* agg.).

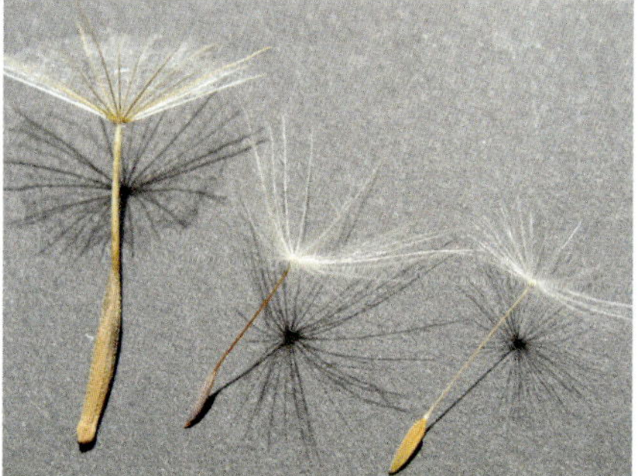

Ganz links die Samen des Wiesenbocksbarts (*Tragopogon pratensis* L. s. l.), in der Mitte das Wiesenferkelkraut (*Hypochaeris radicata* L.) und rechts Löwenzahn (*Taraxacum officinale* agg.).

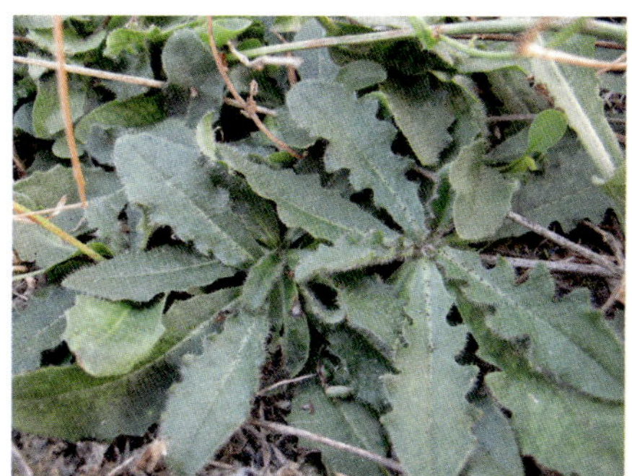

Grundständige Blattrosette des Wiesenferkelkrauts (*Hypochaeris radicata* L.). Anders als beim Löwenzahn sind die Blätter deutlich behaart.

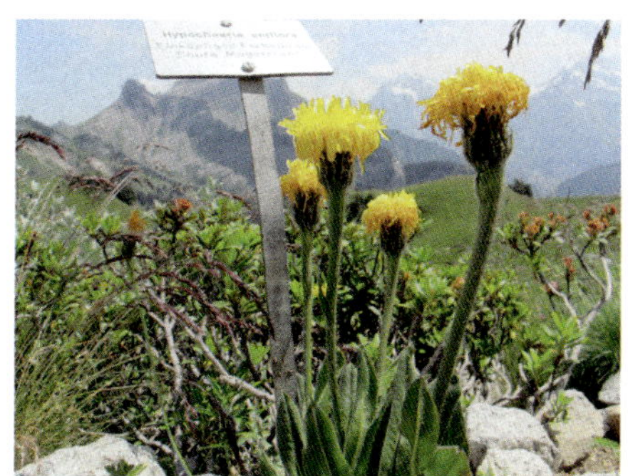

Einköpfiges Ferkelkraut (*Hypochaeris uniflora* Vill.). Anders als beim Löwenzahn sind die Blütenhüllblätter anliegend und die Stängel behaart.

dachziegelartige Blütenhüllblätter, was man von unten sieht. Manche besitzen verzweigte Blütenstängel, die einstängeligen sind überall rau behaart oder haben einen kleinen Blattansatz am Blütenstängel. Das alles fehlt beim Löwenzahn.

Die Behaarung, die man anders als beim Löwenzahn an Blättern und Blüten vieler Ferkelkraut-, Milchkraut- und Habichtskrautarten findet, fühlt und sieht man am besten an der Mittelrippe der Blattunterseite, die beim Löwenzahn glatt ist.

Die Blätter der Doppelgänger können dem Löwenzahn sonst recht ähnlich sein. Weißer oder weißlicher Milchsaft kommt auch bei Habichtskräutern, Milchkräutern und Wiesenbocksbart vor.

Wie gesagt, am besten schaut man erst einmal unter die Blüte nach den Hüllblättern, die sich bei allen Doppelgängern vom Löwenzahn unterscheiden. Bei den Habichtskräutern, von denen es recht viele Arten gibt, sind diese dachziegelartig. Die meisten Habichtskräuter blühen zudem um einiges später als Löwenzahn, meist erst im Juni bis in den Herbst.

Nur der echte Löwenzahn besitzt glatte, hohle, unverzweigte Blütenstängel ganz ohne Blätter oder Blattansätze. Auch hat er richtige Fallschirme mit einem Stiel zwischen Samen und dem weißen Haarkranz, dessen feine weiße Haare ungefiedert sind. Bei allen Habichtskräutern, manchen Milchkräutern und manchen Pippau-Arten fehlt dieser Stiel, der Samen sitzt direkt an den weißen Borsten.

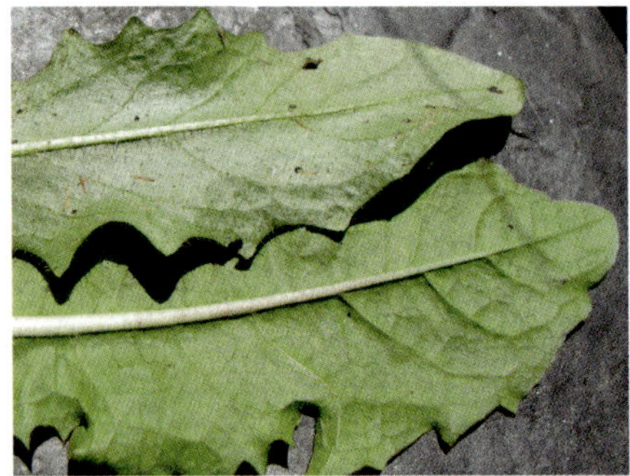

Blattunterseiten von Wiesenferkelkraut (*Hypochaeris radicata* L.) mit rau behaarter Mittelrippe oben und Löwenzahn (*Taraxacum officinale* agg.) mit glatter Mittelrippe unten.

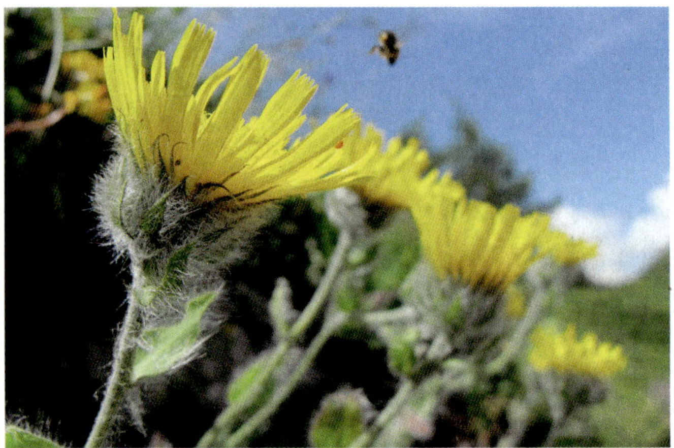

Zottiges Habichtskraut (*Hieracium villosum* Jacq.) ist im Vergleich zu Löwenzahn deutlich behaart und besitzt verschieden lange Hüllblätter sowie beblätterte Stängel.

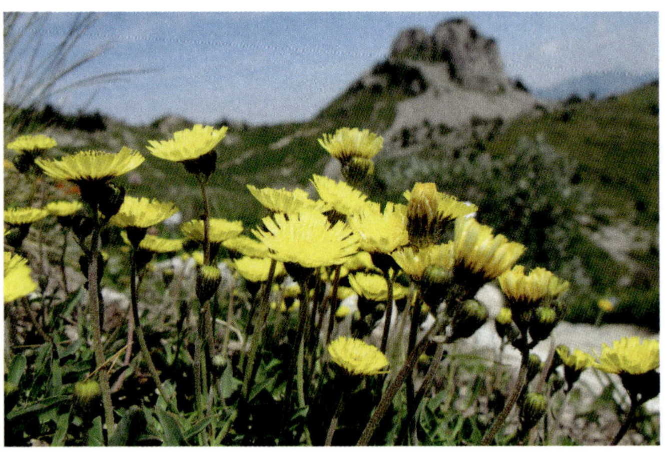

Ebenfalls dem Löwenzahn ähnlich: Geöhrtes Habichtskraut (*Hieracium lactucella* Wallr.)

Habichtskraut-Art im Samenstand im August. Zwischen Samen und Haarkranz ist kein Stiel (sie sind nicht geschnäbelt), bei Löwenzahn oder manchen Pippau-Arten ist dort ein Stiel. Von Ferkel- und Milchkräutern sowie Wiesenbocksbart kann man Habichtskraut durch die ungefiederten Haare unterscheiden. Von Pippau-Arten, deren Samen ebenfalls keinen Schnabel (Stiel) haben, kann man sie durch die Samenform unterscheiden, die bei Pippau nach oben verschmälert ist (wie im Bild unten zu sehen ist), beim Habichtskraut nicht. Außerdem sind die Haare bei Habichtskräutern starr abstehend, steif und nicht ganz so schneeweiß wie beim Pippau.

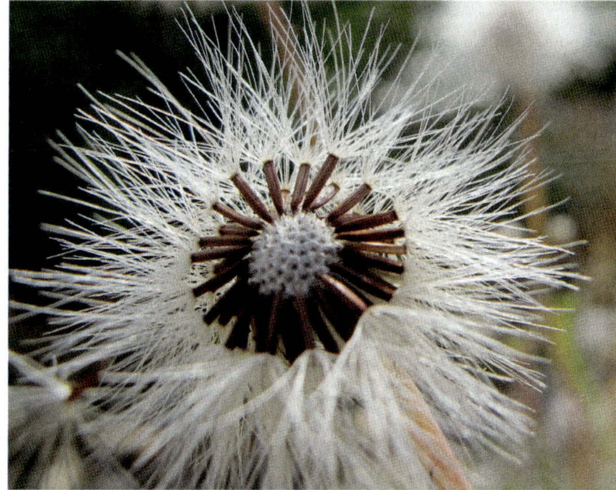

Samen des Wiesenpippau (*Crepis biennis* L.), die anders als der Löwenzahn keinen Schnabel (Stiel zwischen weißem Haarkranz und Samen) besitzen. Die Samen sind nach oben hin verschmälert, was sie von Habichtskräutern unterscheidet. Auch ist der Pappus weißer und weicher als bei Habichtskräutern.

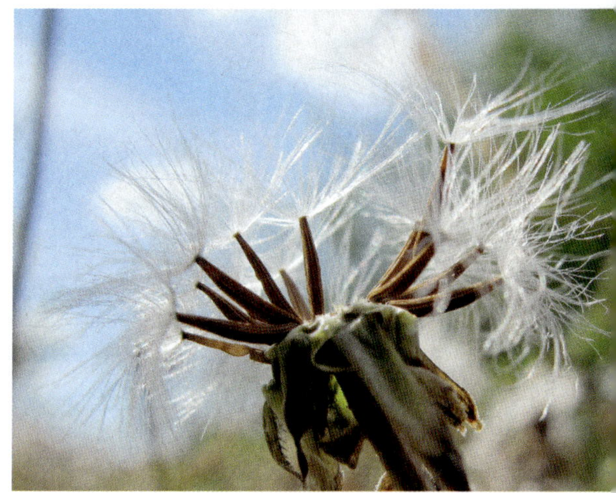

Viele Pippau-Arten wie der Wiesenpippau sehen dem Löwenzahn ähnlich, haben jedoch oft verzweigte Blütenstiele oder Blätter daran. Pippausamen sind fast stielrund, haben keine kleinen Häkchen, manche Arten können aber wie der Löwenzahn einen Schnabel zwischen Samen und Borsten bilden oder die Samen sind nach oben hin verschmälert.

Schlimm wäre eine Verwechslung nicht, denn alle hier genannten Doppelgänger sind ungiftig und nach Steffen Guido Fleischhauer essbar. Man kann

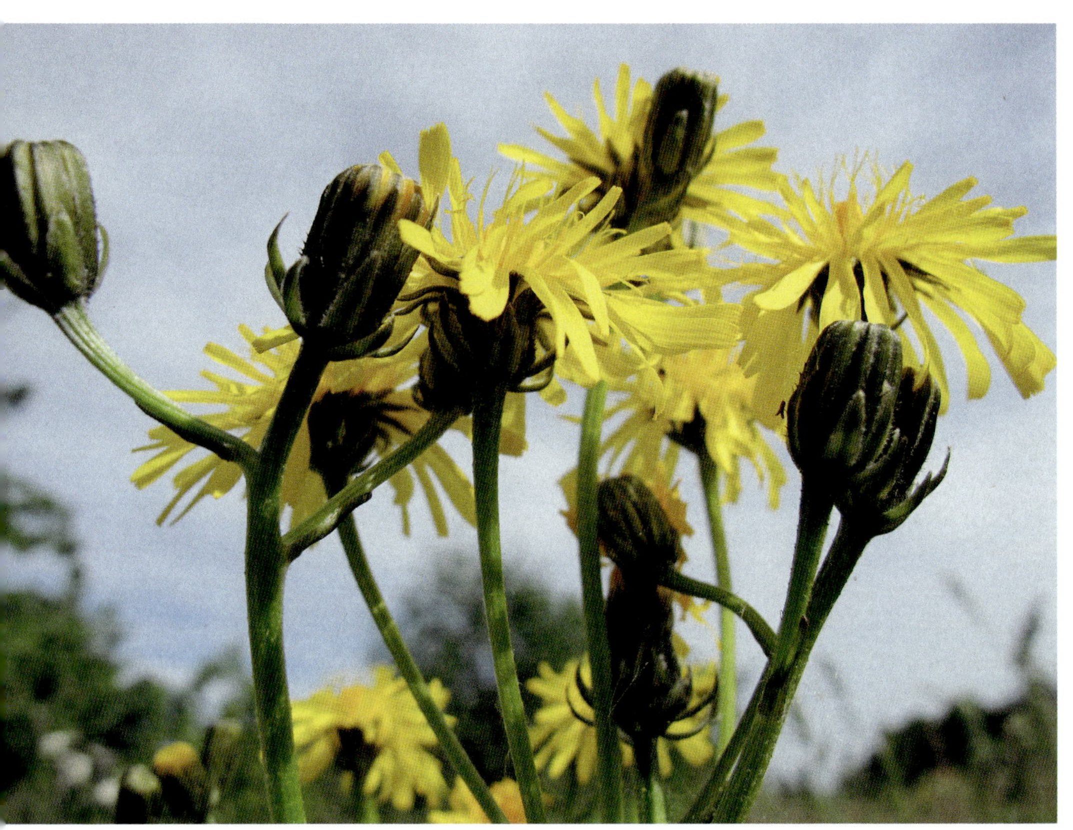

Wiesenpippau (*Crepis biennis* L.), der anders als der Löwenzahn mehrere Blüten auf einem Stängel und nach oben gebogene Blütenhüllblätter hat.

ihre Blüten und Blätter sowie die Wurzeln von Ferkel- und Milchkräutern ähnlich wie Löwenzahn verwenden und bei Bedarf auf die gleiche Weise entbittern. Wiesenbocksbart muss nicht entbittert werden, er ist die schmackhafteste Pflanze unter den Doppelgängern. Die jungen Triebe sind eine süßlich schmeckende knackige Salatbeigabe und die im Herbst geerntete Wurzel kann wie Schwarzwurzeln verwendet werden.

Wer schon als Kind mit Löwenzahn gespielt hat, erkennt ihn einfach. Seine Blütenstängel lassen sich sehr leicht pflücken – mit einem typischen knackenden Geräusch. Die Blütenstängel der Habichts-, Ferkel-, Milchkräuter und von Pippau sind um einiges zäher und rauer, und den wohlschmeckenden Wiesenbocksbart erkennt man eigentlich von Weitem an den ganz anders geformten, schmalen Stängelblättern und den flacheren ausladenderen Blüten.

Wir haben als Kinder immer nach Wiesenbocksbart gesucht, weil er so gut schmeckt. Er ist inzwischen leider selten geworden, weshalb man ihn schonen sollte. Die Blüten der Habichts- und Milchkräuter können bitterer als Löwenzahnblüten schmecken. Sie sind ebenfalls gesund, haben jedoch etwas andere Heilwirkungen.

Traditionelle Heilanwendungen der Doppelgänger

Habichtskräuter

Sie gelten in der Volksmedizin als stärker kühlend und entzündungshemmend als Löwenzahn und werden für Verdauungsbeschwerden wie Sodbrennen und Blähungsneigung, bei entzündlichen Hauterkrankungen und Verbrennungen, als Entgiftungsmittel und Schleimlöser sowie bei Augenerkrankungen innerlich und äußerlich für Umschläge angewendet. Sie können zudem bei Erkrankungen eingesetzt werden, die nach chinesischer Medizin als »Leere-Hitze« bezeichnet werden, wie zum Beispiel Schlafstörungen. Auch Nicholas Culpeper empfahl sie bei Schlafstörungen mit unruhigen Träumen.

Wiesenbocksbart

Wiesenbocksbart-Saft galt früher als harntreibend, schleimlösend und wundheilend. Seine Wurzel wurde roh oder gekocht gegessen oder eine Abkochung davon eingenommen bei Harnverhalt oder Nieren-Blasen-Steinen. Dies wurde zudem bei Lungenerkrankungen wie Husten eingesetzt. Wiesenbocksbart-Saft galt als gutes Heilmittel für Seitenstechen, womit früher auch eine Blinddarmreizung bezeichnet wurde. Wie Löwenzahn wurde er für Lebererkrankungen und Sodbrennen verwendet. Stillenden Frauen wurde eine Fleischsuppe mit Wiesenbocksbart-Wurzel und Wirsing für die Milchbildung gegeben. Nordamerikanische Indianer setzten ihn laut Daniel E. Moerman als Kaltauszug für Halsbeschwerden zum Gurgeln ein.

Pippau

In alten Kräuterbüchern wurden Pippau-Arten nicht von Habichtskräutern und manchmal auch nicht von Löwenzahn unterschieden und teilweise gleich verwendet. Manche Volksnamen des Pippaus deuten auf den Schuh oder Schuhfeste, Schuhsohle hin. Möglicherweise wurde Pippau in Schuhe eingelegt oder für deren Herstellung genutzt. Nordamerikanische Pippau-Arten wurden von den indigenen Völkern zum Beispiel als Aufguss für Fußbäder bei Schweißfüßen gebraucht. Breiumschläge machte man bei schmerzhaften Brüsten stillender Mütter, Abkochungen der Wurzeln setzte man bei Augenbeschwerden ein. Pippau wurde in Europa laut Heinrich Marzell mancherorts als »Hasenkraut« bezeichnet: Es hieß, wer unter vielen Ängsten leide, solle ihn bei sich tragen.

Ferkelkraut

Zu diesem habe ich bis jetzt keine Angaben zu Heilwirkungen gefunden.

Milchkraut

Es wurde in der traditionellen Kräuterheilkunde mehrheitlich als eine Unterart des Löwenzahns betrachtet und wie dieser eingesetzt.

Heilpflanzen sammeln und zubereiten

In alten Heiltraditionen wird sehr darauf geachtet, dass das Gleichgewicht der Natur erhalten bleibt und der Mensch kein Ungleichgewicht erzeugt. Denn nur mit einer Medizin, die solchermaßen im Gleichgewicht ist, kann auch der Mensch von einem Ungleichgewicht geheilt werden.

Es gibt deshalb in allen Volkstraditionen Regeln fürs Kräutersammeln, die ich hier aufführen möchte. Zusammengefasst geht es darum, mit Liebe, Respekt und Achtsamkeit mit den Pflanzen umzugehen. Wie bereits erwähnt: Von Wolf-Dieter Storl habe ich gelernt, dass die Liebe zu den Pflanzen der goldene Schlüssel zum Umgang mit ihnen ist. Und dieser Schlüssel funktioniert wohl bei allen Wesen.

Reine Gedanken

Beim Kräutersammeln geht es nicht nur darum, die richtige Jahres- und Tageszeit einzuhalten. Auch der Mensch, der die Heilkräuter sammelt und verarbeitet, sollte emotional ausgeglichen und fröhlich sein. Er sollte beim Sammeln nicht an Alltagsprobleme oder gar an Streitigkeiten denken. Das gelingt leichter, wenn man regelmäßig meditiert oder auf eine andere Weise gelernt hat, die Gedanken rein zu halten. Aus diesem Grund wurden früher fröhliche Kinder zum Pflanzensammeln losgeschickt, da sie noch unbedarft sind und reine Gemüter haben.

Es werden beim Sammeln und Zubereiten der Kräuter oft Lieder gesungen. Manche singen der Pflanze ein Lied und bitten sie darin um ihre Heilkraft. Dies hilft nicht nur dabei, reine Gedanken zu bewahren, sondern fokussiert die Gedankenkraft auf die Pflanze und das Heilen, beides kann die Wirkkraft verstärken.

Ort, Tages- und Jahreszeit, Wetter

Um maximal starke Kräuter zu bekommen, sammelt man den Löwenzahn am besten, wenn er gerade am Aufblühen ist. Dies ist in der Regel im April/Mai oder erneut im August/September der Fall. Im Frühling enthält die Wurzel mehr Bitterstoffe und Zucker, im Herbst einiges mehr an Inulin. Deshalb sollte sie für eine Anwendung bei Lebererkrankungen im Frühling und für Anwendungen bei Zuckerkrankheit im Herbst gegraben werden. Nach alter Tradition wird sie vor Sonnenaufgang und zu der Zeit gegraben, wenn der abnehmende Mond im Tierkreiszeichen der Jungfrau steht (also Mitte August), wenn man sie für Augenerkrankungen verwenden will. Laut moderner Pflanzeninhaltsstoffanalyse und deren Vergleich im Jahresverlauf ergeben diese alten Sammelregeln einen Sinn. Man sammelt nicht bei Regenwetter, denn die Kräuter trocknen dann schlechter und schimmeln eher. Es ist auch weniger Sonnenkraft und Nektar in den Blüten. Gerade dann, wenn sich die Blüten der Sonne hin öffnen, ist eine optimale Tageszeit, das ist je nach Lage und Sonneneinstrahlung am frühen oder späten Vormittag.

Natürlich sammelt man nicht an Straßen- oder Wegrändern, nahe Mülldeponien oder Chemieanlagen, nicht an Schießständen (Blei) oder anderen belasteten Orten. Denn auf belasteten Böden kann Löwenzahn Schwermetalle wie Cadmium oder Blei[76] aufgenommen haben. Man sollte auch nicht auf Wiesen sammeln, die mit chemischen Mitteln wie Insektenvernichter (oft unter Obstbäumen) oder Unkrautvernichter behandelt wurden. Es muss dabei auch bedacht werden, dass der Wind diese Mittel in die Nachbarschaft weht. Überall dort, wo Umweltverschmutzung vermutet wird, sollte also nicht gesammelt werden.

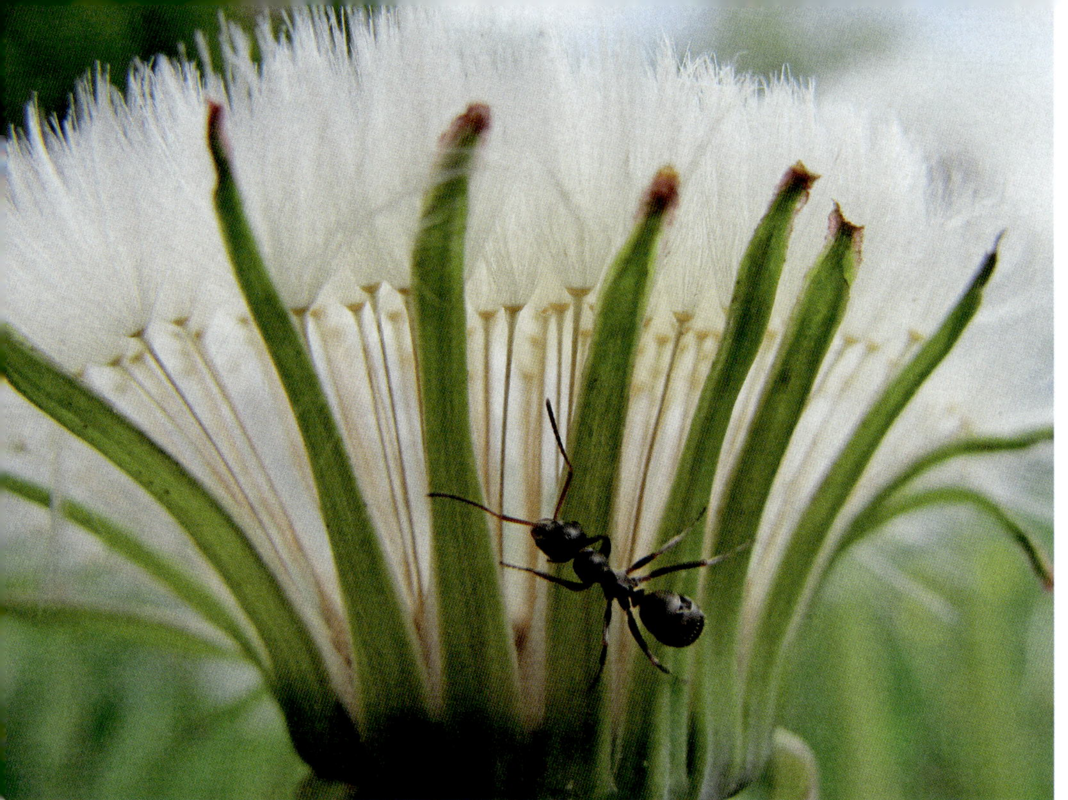

Sich öffnende Pusteblume mit Ameisenbesuch.

Doch wer weiß schon, wann und was auf der Löwenzahnwiese so alles geschah. Der eigene Garten oder Balkon ist deshalb der beste Ort. Viehweiden sind meist auch gute und ergiebige Sammelorte, wenn sie nicht frisch gedüngt sind und nicht chemisch behandelt wurden. Komisch gestaltete, ungesund wirkende oder von Insekten befallene Pflanzen werden nicht gesammelt. Beim Löwenzahn sitzen allerdings meist Insekten oder kleine Käferlein in den Blüten, die man beim Sammeln noch am Sammelort ausschüttelt, damit sie weiterleben können.

Respektvoll, achtsam und bewahrend

Wenn man sich, Kinder und Kindeskinder weiterhin mit Heilpflanzen versorgen möchte, sollte diese Haltung oder Einstellung bewahrt werden. Das bedeutet auch, dass man nur dort sammeln sollte, wo viele Pflanzen wachsen. »Profis« lassen immer eine große Anzahl Pflanzen, mindestens zwei Drittel, stehen und nehmen nicht die größten und schönsten Pflanzen mit, sondern die im Mittelmaß. So kann die Vermehrung der stärksten und kräftigsten Varianten gefördert werden.

Mein Großvater mahnte uns immer, die ersten blühenden Pflanzen im Frühjahr unbedingt stehen zu lassen, da sie dringend von Bienen und anderen Insekten benötigt werden. Das gilt auch für die letzten blühenden Pflanzen oder während Mangelzeiten wie Dürreperioden.

Viele indigene Traditionen kennen die Regel, keine Spuren zu hinterlassen. Hierzu gehört, dass man darauf achtet, wo man hintritt, um möglichst nichts zu zertrampeln oder Trampelpfade zu erzeugen. Man bleibt so lange wie möglich auf bestehenden Wegen, tritt abseits davon vorsichtig auf und versucht, auf Steine oder nicht bewachsene Stellen zu treten. Eine alte Tradition war nicht umsonst, Kräuter barfuß zu sammeln, denn dann macht man am wenigsten kaputt, spürt die Erde gut und ist mit ihr besser verbunden. Es kann zudem helfen, die Gedanken nicht abschweifen zu lassen.

Geben und Nehmen

Um die Balance zu bewahren, wurde in alter Tradition etwas geschenkt, wenn man etwas mitnahm. Pflanzen sind lebendige Wesen und reagieren auf die Emotionen und Energien der Menschen, die sich ihnen nähern. Je nach dessen Schwingung können sie ihre Heilkraft mitgeben oder diese zurückziehen. Manche, die die Heilwirkungen einer Pflanze an sich selbst oder anderen erlebt haben, lieben die Pflanze dafür. Oder sie freuen sich ganz einfach über ihre Schönheit, ihren Duft, ihre Kraft oder ihren Geschmack. Diese Haltung kann noch durch Worte, sogar durch Gedichte und Lieder unterstützt werden, musikalische Geschenke an die Pflanze. Dies alles kann beachtet werden, um die heilkräftige Schwingung zu verstärken und sich zugleich erkenntlich zu zeigen.

Mit einer wertvollen Gabe, die von einem selbst sehr geschätzt wurde und Pflanzen sowie Boden bereicherte, bedankte man sich früher. Zum Beispiel mit etwas Honig, Bier, Wein oder Brot, die auf den Sammelort gegossen oder gelegt wurden. Manche gaben Met, Kupfermünzen, Bohnen oder Beifußkraut als Geschenk. In Nordamerika schenkt man wertvollen Tabak, in Mexiko unter anderem Schokolade.

Einige Sammler befragen bis heute jede einzelne Pflanze, ob sie mitgenommen werden will. Die Antwort kann über die eigenen Gedanken empfangen werden. Andere gehen rein intuitiv sammeln und lassen die Pflanzen dort stehen, wo sie kein gutes Gefühl haben. Wurzeln wurden in alter Tradition mit einem Geweihstück oder einem Grabstock gegraben. Metalle als Grabwerkzeuge gelten aus mehreren Gründen bis heute als ungünstig, zum Beispiel da im jetzigen Metall-Zeitalter die Pflanzenwelt sowieso arg unter dem Beschnittenwerden mit Eisenwerkzeugen leidet.

Wenn die Pflanze ausgegraben wurde, galt es als wichtig, die Erde wieder zu schließen und bedecken. Denn wer die Erde als Mutter aller Wesen betrachtete, empfand nackte Erde wie eine entblößt zurückgelassene Mutter.

Auch beim Heimwärtsgehen und während der gesamten Verarbeitung der Pflanze sollten die Gedanken rein und auf die Medizin fokussiert gehalten werden, was natürlich bei guter Atmosphäre und in guter Stimmung leichter geht. Dasselbe gilt auch für den Aufbewahrungsort der Pflanzen. Es kann leicht passieren, dass sich bei der Arbeit mit den Kräutern ein meditativer Zustand einstellt. Dann ist es möglich, dass die Pflanzen beginnen, ihre Geschichten zu erzählen. Eine wundervolle Erfahrung!

Zusammengefasst könnte man sagen: Am besten behandelt man eine Pflanze wie eine geliebte geachtete Person. Dann kann es durchaus sein, dass sie irgendwann anfängt, uns wie ein guter Freund mit Rat und Tat beziehungsweise mit Heil- und Nahrungskraft zur Seite zu stehen. Wenn man sich mit dem Löwenzahn anfreunden kann, dann hat man einen wahrhaft tapferen Ritter und Helfer in aller Not zum Freund.

Ein wahrer König

Er wächst an jedem Misthaufen, man jätet ihn aus den Gärten, rupft ihm die Haare aus, tritt überall auf ihn, er lässt sich von Hunden bepieseln – aber er nährt und heilt Tier und Mensch und ist ein wahrer heilkräftiger, löwenstarker König!

Sicher beschäftigen sich weltweit sehr viele Menschen mit dem Löwenzahn. Die einen, weil er in ihrem Garten wächst, die anderen haben ihn auf dem Acker. Botaniker entwirren seine zahllosen Varietäten, Umweltwissenschaftler seine Wechselwirkungen mit Bodenqualitäten. Chemiker und Pharmakologen erforschen Inhaltsstoffe und Wirksubstanzen, Techniker und Autoreifenhersteller seine Gummiqualitäten. Köche experimentieren in der Küche und genießen seine Gaumenfreuden, Patienten und Heilkundige erfahren ihn als Heilpflanze.

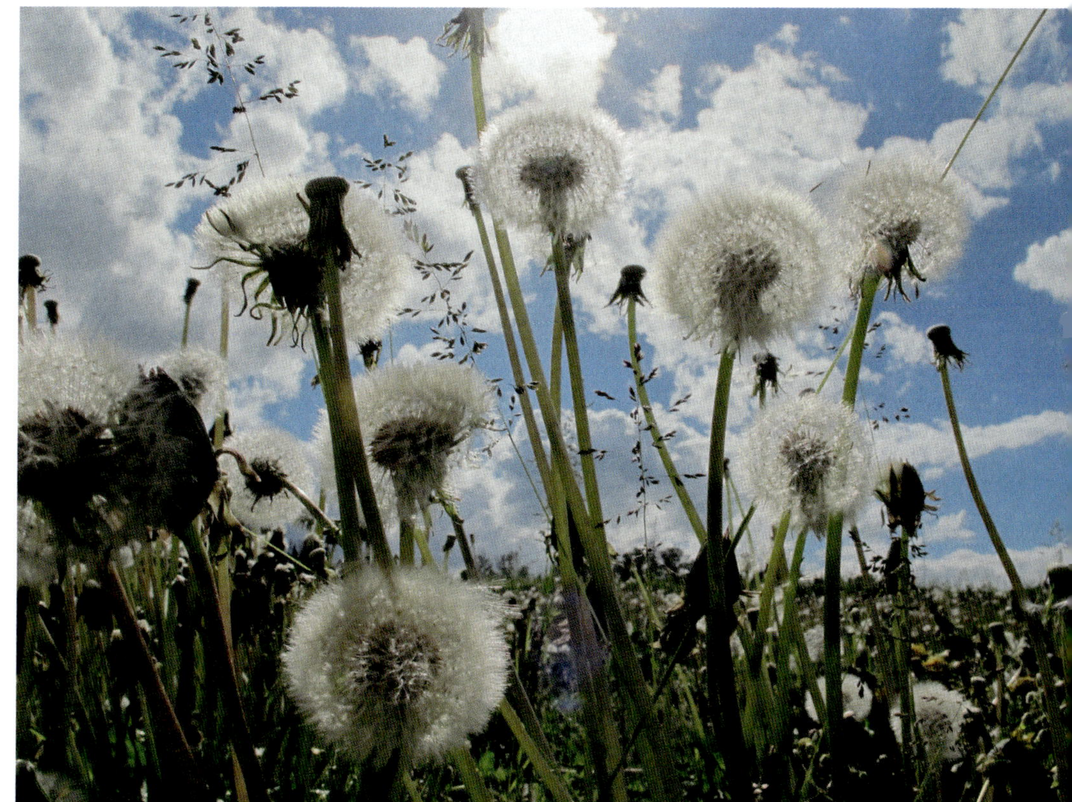

Löwenzahn-Pusteblumen im Mai.

Spirituell Begabte spüren meditierend seiner Lebenskraft nach, Gläubige empfinden ihn als Botschafter der Erdenmutter Maria, die nicht nur in Bayern als blumengeschmückte Maikönigin verehrt wird.

Seit eh und je spielen die Kinder mit ihm, und er selbst spielt weiter in aller Seelenruhe mit seiner Vielfalt, um ständig neue Arten oder Unterarten in jeder Himmelsrichtung zu erzeugen, ohne sich in ein Schema zwingen zu lassen. Es gäbe sicher noch so einiges mehr über ihn zu erzählen. Deshalb ist dies ein offenes Ende, denn das letzte Wort ist bestimmt noch nicht gesprochen ...

Literaturverzeichnis

Becker, Peter: Wildkräuter-Gourmet. Meine Rezepte, Stories und Infos über essbare Wildpflanzen, NewTritionInk 2013, www.newtritionink.com

Bensky, Dan, Gamble, Andrew: Chinese Herbal Materia Medica. Revised Edition, Eastland Press Inc., Seattle, Washington 1993

Bock, Hieronymus: Kreütterbuch. Strassburg 1595

Bühring, Ursel: Praxis-Lehrbuch der modernen Heilpflanzenkunde, Karl F. Haug Verlag in MVS Medizinverlage Stuttgart, Stuttgart 2011

Chen, John K., und Chen, Tina T.: Chinese Medical Herbology and Pharmacology. Art of Medicine Press, Inc. City of Industry, CA USA 2004

Duke, James A.: Heilende Nahrungsmittel: Wie Sie Erkrankungen mit Gemüse, Kräutern und Samen weg-essen, Goldmann Verlag, München 2010

Fischer-Rizzi, Susanne: Medizin der Erde. Heilanwendung, Rezepte und Mythen unserer Heilpflanzen, AT Verlag, Baden und München 2005

Fleischhauer, Steffen Guido, Guthmann, Jürgen, Spiegelberger, Roland: Essbare Wildpflanzen. 200 Arten bestimmen und verwenden, AT Verlag, Baden und München 2007

Fleischhauer, Steffen Guido: Enzyklopädie der essbaren Wildpflanzen, AT Verlag, Aarau und München 2006

Hiller, Karl, Pelzig, Matthias F.: Lexikon der Arzneipflanzen und Drogen. Elsevier GmbH, Spektrum Akademischer Verlag, Heidelberg 2003

King, Serge Kahili: Der Stadt-Schamane. Lüchow Verlag, Berlin 2003

Kneipp, Sebastian: Meine Wasserkur, Nachdruck der Originalausgabe von 1922, Severus Verlag, Hamburg 2012

Kobert, Rudolf, Professor der Geschichte der Medicin und der Pharmakologie: Historische Studien aus dem Pharmakologischen Institute der Kaiserlichen Universität Dorpat. Verlag von Tausch und Grosse, Halle a. S. 1889

Künzle, Johann, Pfarrer: Das Grosse Kräuterheilbuch, Verlag Otto Walter AG, Olten 1945

Lauber, Konrad, Wagner, Gerhart: Flora Helvetica, Haupt Verlag, Bern 2009

Lonicerus, Adamus: Kreuterbuch. Gedruckt und verlegt von Matthäus Wagner in Frankfurt 1679. Reprint by Verlag Konrad Kölbl, Grünwald b. München 1962

Madaus, Gerhard: Lehrbuch der biologischen Heilmittel, Georg Olms Verlag, Hildesheim, New York 1976

Madejsky, Margret: Lexikon der Frauenkräuter. Inhaltsstoffe, Wirkungen, Signaturen und Anwendungen, AT Verlag, Aarau 2010

Mehl, Lewis E.: Coyote-Medizin. Geist und Erfolge indianischer Heilung, Droemersche Verlagsanstalt Th. Knaur Nachf., München 1997

Mességué, Maurice: Das Mességué Heilkräuter Lexikon, Verlag Fritz Molden, Wien 1976

Moerman, Daniel E.: Native American Ethnobotany. Timber Press, Inc., Portland, Oregon 1998

Nadig, Alexandra: Heilpflanzen für Hunde, Franck-Kosmos, Stuttgart 2013

Pfister, Thomas, Saller, Reinhard: Heilkräuter im Garten pflanzen, ernten, anwenden, Haupt Verlag, Bern 2014
Ploberger, Florian: Das Große Buch der Westlichen Kräuter aus Sicht der Traditionellen Chinesischen Medizin, Bacopa Verlag, Schiedberg 2011
Shizhen, Li: Compendium of Materia Medica, Bencao Gangmu. Foreign Languages Press, Beijing, China 2003 (erste Veröffentlichung in Chinesisch 1593)
Stammel, Heinz J.: Die Apotheke Manitous. Rowohlt Verlag GmbH, Reinbek bei Hamburg 1986
Stange, Manfred (Hrsg.): Die Edda. Götterlieder, Heldenlieder und Spruchweisheiten der Germanen, Marixverlag, Wiesbaden 2011
Storl, Wolf-Dieter: Heilkräuter und Zauberpflanzen zwischen Haustür und Gartentor. AT Verlag, Aarau 2000
Storl, Wolf-Dieter: Pflanzen der Kelten. Heilkunde, Pflanzenzauber, Baumkalender, AT Verlag, Aarau 2007
Storl, Wolf-Dieter: Ur-Medizin. Die wahren Ursprünge unserer Volksheilkunde, AT Verlag, Aarau 2015
Treben, Maria: Gesundheit aus der Apotheke Gottes, Ennsthaler Verlag, Steyr 1980
Wichtl, Max: Teedrogen und Phytopharmaka. Ein Handbuch für die Praxis auf wissenschaftlicher Grundlage, Wissenschaftliche Verlagsgesellschaft, Stuttgart 2009
Wood, Matthew: Die Weisheit der Pflanzen. Überliefertes Heilwissen für die Praxis von heute, AT Verlag, Aarau 2012
Zvinger, Theodor: Neu Vollkommenes Kräuterbuch. Gedruckt und verlegt durch Jacob Bertsche, Basel 1696

Anmerkungen

1 Mogie, M., Ford, H.: Sexual and asexual *Taraxacum* species. Biological Journal of the Linnean Society (1988), 35: 155–168

2 Lewis, Mark D.: Pleistocene Hyaena Coprolite Palynology in Britain. Implications for the Environments of Early Humans. Developements in Quaternary Science, Vol. 14, Elsevier 2011

3 Persönliche Auskunft von Herrn Professor Dr. Harald Floss, Ur- und Frühgeschichte, Universität Tübingen

4 www.uni-jena.de/journal/02jour05/forschung_1.htm, abgerufen am 10.02.2015

5 Wolters, Bruno: Zur Entwicklung der Altsteinzeitlichen Phytotherapie im westlichen Eurasien und der indianischen Medizin in Sibirien und Nordamerika. Düsseldorfer Institut für amerikanische Völkerkunde e. V., Düsseldorf 2000 Publikation der TU Braunschweig. www.digibib.tu-bs.de/?docid=00001102, abgerufen am 18.04.2016

6 Brock, Marcus T.: Invasion of High Alpine Ecosystems by the Exotic Dandelion *Taraxacum officinale* (Asteraceae). A Dissertation presented to the Faculty of the Graduate School, University of Missouri-Columbia, Herbst 2003

7 Stange, Manfred (Hrsg.): Die Edda. Götterlieder, Heldenlieder und Spruchweisheiten der Germanen. Marixverlag, Wiesbaden 2011

8 www.welt.de/wissenschaft/article124355327/Ein-bisschen-Neandertaler-steckt-in-jedem-von-uns.html, abgerufen am 18.04.2016

9 Zum Beispiel bei der Corvus Wildnisschule Bodensee, www.corvus-bodensee.de, und vielen weiteren.

10 Becker, Peter: Wildkräuter-Gourmet. Meine Rezepte, Stories und Infos über essbare Wildpflanzen. NewTritionInk 2013, www.newtritionink.com

11 Künzle, Pfarrer Johann: Das Große Kräuterheilbuch. Verlag Otto Walter, Olten, 1945

12 Storl, Wolf-Dieter: Aschenputtel und andere Pflanzenmärchen, Koha Verlag, Burgrain 2008

13 Madaus, Gerhard: Lehrbuch der biologischen Heilmittel. Georg Olms Verlag, Hildesheim, New York 1976

14 Aus: Schmidt-Leukel, Perry: Den Löwen brüllen hören. Zur Hermeneutik eines christlichen Verständnisses der buddhistischen Heilsbotschaft. Schöningh Ferdinand, Paderborn 1992. http://digi20.digitale-sammlungen.de, aufgerufen am 15.11.2015

15 www.tonger.de

16 Marzell, Heinrich: Wörterbuch der deutschen Pflanzennamen. S. Hirzel Verlag, Leipzig 1943–1979

17 www.duden.de/rechtschreibung/Pappenstiel, abgerufen am 17.06.2015

18 Kao, T. H., Loh, C. H., et al.: Determination of carotenoids in *Taraxacum formosanum* by HPLC-DAD-APCI-MS and prepatation by column chromatography. Journal of Pharmceutical and Biomedical Analysis, Juli 2012, 66: 144–53

19 Aus der Natur-Jugendzeitschrift »Ich Tu Was!«, Domino Verlag München, Mai 1998

20 Treben, Maria: Gesundheit aus der Apotheke Gottes. Ennsthaler Verlag, Steyr 1980

21 Chen, John K., und Chen, Tina T.: Chinese Medical Herbology and Pharmacology. Art of Medicine Press, City of Industry, CA, USA 2004

22 Rácz-Kotilla, E., Rácz, G., Solomon, A.: The action of Taraxacum officinale extracts on the body weight and diuresis of laboratory animals. Planta Medica, November 1974, 26 (3): 212–217

23 Petlevski, R., Hadzija, M., et al.: Effect of »antidiabetic« herbal preparation on serum glucose and fructosamine in NOD mice. Journal of Ethnopharmacology, Mai 2001, 75 (2–3): 181–184

24 Davaatseren, M., Hur, H. J., et al.: *Taraxacum officinale* (dandelion) leaf extract alleviates high-fat diet-induced nonalcoholic fatty liver. Food and Chemical Toxicology, April 2013. Zhang, J., Kang, M. J., et al.: Pancreatic lipase inhibitory activity of *taraxacum officinale* in vitro and in vivo. Nutrition Research and Practice, 2008, 2 (4): 200–203

25 Youn, Y. N., Lim, E., et al.: Screening of Korean medicinal plants for possible osteoclastogenesis effects in vitro. Genes & Nutrition, Februar 2008, 2 (4): 375–380. Warashina, T., Umehara, K., Miyase, T.: Constituents from the roots of *Taraxacum platycarpum* and their effect on proliferation of human skin fibroblasts. Chemical and Pharmaceutical Bulletin (Tokyo), 2012, 60 (2): 205–212

26 You, Y., Yoo, S., et al.: In vitro and in vivo hepatoprotective effects of the aqueous extract from *Taraxacum officinale* (dandelion) root against alcohol-induced oxidative stress. Food and Chemical Toxicology, Juni 2010, 48 (6): 1632–1637
27 Liu, L., Xiong, H., et al.: *Taraxacum officinale* protects against lipopolysaccharide-induced acute lung injury in mice. Journal of Ethnopharmacology, Juli 2010, 130 (2): 392–397
28 Lee, B. R., Lee, J. H., An, H. J.: Effects of *Taraxacum officinale* on fatique and immunological parameters in mice. Molecules, 2012, 17 (11): 1353–1365
29 Jeon, H. J., Kang, H. J., et al.: Anti-inflammatory activity of *Taraxacum officinale*. Journal of Ethnopharmacology, Januar 2008, 115 (1): 82–88. Shi, S., Zhao, Y., et al.: Identification of antioxidants from *Taraxacum mongolicum* by high-performance liquid chromatography-diode array detection-radical-scavenging detection-electrospray ionization mass spectrometry and nuclear magnetic resonance experiments. Journal of Chromatography A, Oktober 2008, 1209 (1–2): 145–152
30 Han, H., He, W., et al.: Inhibitory effect of aqueous Dandelion extract on HIV-1 replication and reverse transcriptase activity. BMC Complementary and Alternative Medicine, November 2011, 11:112 (doi: 10.1186/1472-6882-11-112). He, W., Han, H., et al.: Anti-influenza virus effect of aqueous extracts from dandelion. Virology Journal Dezember 2011, 8:588 (doi: 10.1186/1743-422x-8-538)
31 Ovadje, P., et al.: Selective induction of apoptosis and autophagy through treatment with dandelion root extract in human pancreatic cancer cells. Pancreas, Oktober 2012, 41 (7): 1039–1047
32 Ovadje, P., Hamm, C., Pandey, S.: Efficient induction of extrinsic cell death by dandelion root extract in human chronic myelomonocytic leucemia (CMML) cells. PLoS One, 2012, 7 (2): e30604
33 Takasaki, M., et al.: Anti-carcinogenic activity of *Taraxacum* plant. 2. Biological and Pharmaceutical Bulletin, Juni 1999, 22 (6): 606–610
34 Sigstedt, S. C., Hooten, C. J., et al.: Evaluation of aqueous extracts of *Taraxacum officinale* on growth and invasion of breast and prostate cancer cells. International Journal of Oncology, Mai 2008, 32 (5): 1085–1090
35 Kao, T. H., Loh, C. H., et al.: Determination of carotenoids in *Taraxacum formosanum* by HPLC-DAD-APCI-MS and prepatation by column chromatography. Journal of Pharmaceutival and Biomedical Analysis, Juli 2012, 66: 144–153
36 Noh, Y. H., Kim, D. H., et al.: Improvement of andropause symptoms by dandelion and rooibos extract complex CRS-10 in aging male. Nutrition Research and Practice, Dezember 2012, 6 (6): 505–512
37 Schwester Bernardines Große Naturapotheke. Mosaik Verlag, München 1983
38 Davaatseren, M., Hur, H. J., et al.: *Taraxacum officinale* (dandelion) leaf extract alleviates high-fat diet-induced nonalcoholic fatty liver. Food and Chemical Toxicology, April 2013. Choi, U. K., Lee, O. H., et al.: Hypolipidemic and antioxidant effects of dandelion (*Taraxacum officinale*) root and leaf on cholesterol-fed rabbits. International Journal of Molecular Sciences, 2010, 11 (1): 67–78
39 Petlevski, R., Hadzija, M., et al.: Effect of »antidiabetic« herbal preparation on serum glucose and fructosamine in NOD mice. Journal of Ethnopharmacology, Mai 2001, 75 (2–3): 181–184
40 Sollmann, Christian: Pflanzliche Urtinkturen und homöopathische Heilmittel selbst herstellen. AT Verlag, Aarau und München 2014
41 Wood, Matthew: The Book of Herbal Wisdom. Using Plants as Medicines. North Atlantic Books, Berkeley, California 1997
42 Simonis, Werner-Christian: Taschenbuch der Heil- und Gewürzkräuter. Vittorio Klostermann Verlag, Frankfurt am Main 1981
43 You, Y., Yoo, S., et al.: In vitro and in vivo hepatoprotective effects of the aqueous extract from *Taraxacum officinale* (dandelion) root against alcohol-induced oxidative stress. Food and Chemical Toxicology, Juni 2010, 48 (6): 1632–1637. Domitrovi, R., Jakovac, H., et al.: Antifibrotic activity of *Taraxacum officinale* root in carbon tetrachloride-induced liver damage in mice. Journal of Ethnopharmacology, August 2010, 130 (3): 569–577. Mahesh, A., Jeyachandran, R., et al.: Hepatocurative potential of sesquiterpene lactones of *Taraxacum officinale* on carbon tetrachloride induced liver toxicity in mice. Acta Biologica Hungarica, Juni 2010, 61 (2): 175–190. Colle, D., Arantes, L. P., et al.: Antioxidant properties of *Taraxacum officinale* leaf extract are involved in the protective effect against hepatoxicity incuced by acetaminophen in mice. Journal of Medicinal Food, Juni 2012, 15 (6): 549–556. Menghini, L., Genovese, S., et al.: Antiproliferative, protective and antioxidant effects of artichoke, dandelion, turmeric and rosemary extracts and their formulation. International Journal of Immunopathology and Pharmacology, April–Juni 2010, 23 (2): 606–610

44 Rácz-Kotilla, E., Rácz, G., Solomon, A.: The action of *Taraxacum officinale* extracts on the body weight and diuresis of laboratory animals. Planta Medica, November 1974, 26 (3): 212–217
45 www.zentrum-der-gesundheit.de/loewenzahn-wurzel.html, abgerufen am 29.02.2016
46 Brunfels, Otto: Contrafayt Kreuterbuch. Strassburg 1532. Reprint 1964 bei Verlag Konrad Kölbl, München
47 www.walaarzneimittel.de/qualitaet/pflanzenarchiv/loewenzahn/
48 Lee, M. H., Kang, H., et al.: The aerial part of *Taraxacum coreanum* extract has an anti-inflammatory effect on peritoneal macrophages in vitro and increases survival in a mouse model of septic shock. Journal of Ethnopharmacology, März 2013, 146 (1): 1–8. Han, H., He, W., et al.: Inhibitory effect of aqueous Dandelion extract on HIV-1 replication and reverse transcriptase activity. BMC Complementary and Alternative Medicine, November 2011, 11:112 (doi: 10.1186/1472-6882-11-112). He, W., Han, H., et al.: Anti-influenza virus effect of aqueous extracts from dandelion. Virology Journal, Dezember 2011, 8:588 (doi: 10.1186/1743-422x-8-538)
49 Kneipp, Sebastian: Meine Wasserkur. Nachdruck der Originalausgabe von 1922. Severus Verlag, Hamburg 2012
50 Jeon, H. J., Kang, H. J., et al.: Anti-inflammatory activity of *Taraxacum officinale*. Journal of Ethnopharmacology, Januar 2008, 115 (1): 82–88. Shi, S., Zhao, Y., et al.: Identification of antioxidants from *Taraxacum mongolicum* by high-performance liquid chromatography-diode array detection-radical-scavenging detection-electrospray ionization mass spectrometry and nuclear magnetic resonance experiments. Journal of Chromatography A, Oktober 2008, 1209 (1–2): 145–152
51 Warashina, T., Umehara, K., Miyase, T.: Constituents from the roots of *Taraxacum platycarpum* and their effect on proliferation of human skin fibroblasts. Chemical and Pharmaceutical Bulletin (Tokyo), 2012, 60 (2): 205–212
52 Thun, Maria: Tausendgulden- und Hellerkräuter. Aussaattage M. Thun Verlag, Biedenkopf/Lahn 1998
53 Duke, James A.: The Green Pharmacy. Rodale Ltd, London 2003. Youn, Y. N., Lim, E., et al.: Screening of Korean medicinal plants for possible osteoclastogenesis effects in vitro. Genes & Nutrition, Februar 2008, 2 (4): 375–380
54 Engelhardt, Ute: Zur Bedeutung von Hilfsstoffen bei der Prozessierung chinesischer Arzneimittel (paozhi). Chinese Medicine, 2015, 2: 97–109. Ploberger, Florian: Das große Buch der westlichen Kräuter aus Sicht der Traditionellen Chinesischen Medizin. Bacopa Verlag Schiedlberg/Austria 2011, Seite 34
55 Lans, C., Turner, N., Brauer, G., Lourenco, G., Georges, K.: Ethnoveterinary medicines used for horses in Trinidad and in British Columbia, Canada. Journal of Ethnobiology and Ethnomedicine, 2006, 2: 31
56 Nadig, Alexandra: Heilpflanzen für Hunde. Franckh-Kosmos Verlag, Stuttgart 2013
57 Colle, D., Arantes, L. P., et al.: Antioxidant properties of *Taraxacum officinale* fruit extract are involved in the protective effect against cellular death induced by sodium nitroprusside in brain of rats. Pharmaceutical Biology, Juli 2012, 50 (7): 883–891. Gargouri, M., Ghorbel-Koubaa, F., et al.: Spirulina or dandelion-enriched diet of mothers alleviates lead-induced damages in brain and cerebellum of newborn rats. Food and Chemical Toxicology, Juli 2012, 50 (7): 2303–1210
58 Rune, Flemming: Wild Flowers of Greenland. Gyldenlund Publishing, Hillerod, Denmark 2011. Verhoeven, K. J., Biere, A.: Geographic parthogenesis and plant-enemy interactions in the common dandelion. BMC Evolutionary Biology, 2013.
59 Mehl, Lewis E.: Coyote-Medizin. Geist und Erfolge indianischer Heilung. Droemer Knaur, München 1997
60 Guggenmos, Josef: »Verblühter Löwenzahn«, in: Groß ist die Welt. Beltz & Gelberg, Weinheim 2006
61 Lorenzen, Udo, Noll, Andreas: Die Wandlungsphasen der traditionellen chinesischen Medizin. Band 1, Die Wandlungsphase Holz. Müller und Steinicke, München 1992. Hempen, Carl-Hermann: dtv-Atlas Akupunktur. Deutscher Taschenbuchverlag, München. Mai 2004
62 Storl, Wolf-Dieter: Die Seele der Pflanzen. Kosmos Verlag, Stuttgart 2009
63 Siehe http://ndb.nal.usda.gov/ unter »dandelion greens, raw« und »Full report« anklicken.
64 Künzle, Pfarrer Johann: Das große Kräuterheilbuch. Verlag Otto Walter, Olten 1945
65 Dörner, Ilse-Sibylle: Das grüne Kochbuch. Econ Verlag, Düsseldorf 1982
66 Schütz K., Carle R., Schieber A.: Taraxacum. A review on its phytochemical and pharmacological profile. Journal of Ethnopharmacology, 107 (2006): 313-323. doi: 10.1016/j.jep.2006.07.021
67 www.newtritionink.de
68 Berliner Zeitung, 16.10.2013, www.berliner-zeitung.de, abgerufen am 27.10.2016

69 Siehe zum Beispiel www.helpster.de
70 Keane, B., Collier, M. H., et al.: Metal content of dandelion *(Taraxacum officinale)* leaves in relation to soil contamination and airborne particulate matter. Science of Total Environment, Dezember 2001, 281 (1–3): 63–78
71 Lauber, Konrad, Wagner, Gerhart: Flora Helvetica. Haupt Verlag, Bern 2009
72 Lüder, Rita: Grundkurs Pflanzenbestimmung. Quelle und Meyer Verlag, Wiebelsheim 2006
73 Fleischhauer, Steffen Guido: Enzyklopädie der essbaren Wildpflanzen. AT Verlag, Aarau und München 2006. Es gibt eine eher selten vorkommende, leicht ähnliche giftige Pflanze, den Giftlattich, *Lactuca virosa* L. Eigentlich ist die Verwechslungsgefahr mit gewöhnlichem Löwenzahn gering, denn Giftlattich hat verzweigte Stängel mit mehreren Blüten. An den Stängeln sitzen eiförmige ungeteilte Blätter, die am Rand kleine spitzige, fast stachelige Zähnchen haben. Wenn man sich nicht sicher ist, muss man die Blattunterseite anschauen, auf deren Mittelrippe (die Ader in der Mitte des Blattes) sitzen beim Giftlattich stachelige Borsten. Beim Löwenzahn ist diese Mittelrippe glatt und piekst nicht.
74 Culpeper, Nicholas: Culpeper's Complete Herbal. Neuauflage des Werkes von Nicholas Culpeper von 1653. Wordsworth Editions Limited, Hertfordshire, England 2007
75 Losch, Fr.: Kräuterbuch. Unsere Heilpflanzen in Wort und Bild. Unveränderter Nachdruck der Ausgabe des Verlages von J. F. Schreiber, Esslingen und München, durch Bechtermünz Verlag, Augsburg 1997
76 Wei S., Zhou Q., Mathews S.: A newly found cadmium accumulator-Taraxacum mongolicum. Journal of hazardous Materials, November 2008, 159 (2–3): 544–547

Danksagung

Mein herzlicher Dank gilt dem Team des AT Verlags für die rasche und inspirative Arbeit bei der Realisierung dieses Buches. Insbesondere auch Diane Zilliges für ihre feinsinnige Textarbeit und Adrian Pabst für die Gestaltung. Des Weiteren möchte ich Dr. Wolf-Dieter Storl für seine Unterstützung und die wunderbaren Bücher und Seminare danken, die mir eine Tür zur Pflanzenwelt geöffnet haben. Der Schweizerischen Medizinischen Gesellschaft für Phytotherapie und besonders ihrem Vorsitzenden Prof. Dr. Beat Meier danke ich für ihr Engagement für die Phytotherapie. Weiter gilt mein Dank der Internationalen Gesellschaft für Chinesische Medizin e. V. (SMS) und ihrer Schweizerischen Schwestergesellschaft SACAM. Meiner Familie und meinen Freunden danke ich für ihre wertvollen Impulse und die Geduld bei so manchen Ausflügen, wenn sie wegen Fotoaufnahmen warten mussten. Peter Becker danke ich für seine tollen Rezepte, Dr. Florian Ploberger für seine Innovation zur Anwendung europäischer Heilpflanzen. Herrn Raps danke ich für den inspirativen Austausch und das Verständnis sowie Herrn Ehrlenspiel für einen mir sehr wertvollen Hinweis. Oona Soleil und Angaangaq danke ich für den Impuls, aufgrund dessen überhaupt die Idee zu einem Buch entstand.

Marianne Ruoff

Dr. med., Fachärztin für Allgemeinmedizin, Akupunktur, Traditionelle Chinesische Kräutermedizin und Phytotherapie. Führt seit 2006 ihre Praxis für Kräuterheilkunde, Akupunktur und TCM in Bern, ist Wildnispädagogin und hält Vorträge und Seminare zu Heilkräutern.

Seit vielen Jahren studiert sie Heilweisen und Kräutermedizin insbesondere aus europäischer, chinesischer und indianischer Volkstradition. Oft ist sie unterwegs mit ihrer Fotokamera in Naturlandschaften wie ihrer Heimat, der Schwäbischen Alb, in den Schweizer Alpen oder zum Beispiel in der grönländischen Tundra.
www.naturalmedizin.ch

Stichwortverzeichnis

Bücher aus dem AT Verlag

Marianne Ruoff
Eiszeitmedizin
Heilkräftige Wildpflanzen
am Rande des Eises

Marianne Ruoff
Schachtelhalm*
Drachenmedizin aus der Urzeit.
Mit vielen Rezepten und
Anwendungen

Cornelia Stern, Helga Ell-Beiser
**Phytotherapie in Theorie
und Praxis***
Wirkstoffe verstehen –
Heilpflanzen sinnvoll nutzen

Johannes Wilkens, Frank Meyer,
Ruth Mandera
**Arnika – Königin der
Heilpflanzen**

Margret Madejsky, Olaf Rippe
Heilmittel der Sonne
Mythen, Pflanzenwissen,
Rezepte und Anwendungen

Wolf-Dieter Storl
Borreliose natürlich heilen
Ethnomedizinisches Wissen,
ganzheitliche Behandlung und
praktische Anwendungen

Wolf-Dieter Storl
**Das Herz und seine heilenden
Pfanzen**

Wolf-Dieter Storl
Ur-Medizin*
Die wahren Ursprünge
unserer Volksheilkunde

Wolf-Dieter Storl
Pflanzen der Kelten*
Heilkunde Pflanzenzauber
Baumkalender

Wolf-Dieter Storl
**Heilkräuter und Zauberpflanzen
zwischen Haustür und Gartentor***

*Auch als E-Book erhältlich

AT Verlag
Bahnhofstraße 41
CH-5000 Aarau
Telefon +41 (0)58 510 63 10
info@at-verlag.ch
www.at-verlag.ch